国家卫生和计划生育委员会"十三五"规划教材配套教材

全国高等学校配套教材

供医学影像学专业用

人体断层影像解剖学实验指导

第2版

主　编　徐　飞　徐文坚

副主编　陈成春　张雪君　李　晶

编　委（以姓氏笔画为序）

王　莹（牡丹江医学院）　　　　　　陈忠恒（青岛大学）
王　慧（中南大学）　　　　　　　　周启良（长沙医学院）
王振宇（中国医科大学）　　　　　　赵　云（三峡大学）
王震寰（蚌埠医学院）　　　　　　　赵咏梅（石河子大学）
韦　力（广西医科大学）　　　　　　胡慧娟（武汉大学中南医院）
史宏志（沈阳市骨科医院）　　　　　洪　楠（北京大学人民医院）
付升旗（新乡医学院）　　　　　　　袁　飞（北京大学人民医院）
朴成浩（沈阳医学院附属第二医院）　耿左军（河北医科大学第二医院）
刘宝全（哈尔滨医科大学）　　　　　徐　飞（大连医科大学）
刘彦娜（大连医科大学）　　　　　　徐文坚（青岛大学附属医院）
李　晶（中国医科大学附属盛京医院）徐海波（武汉大学中南医院）
李七渝（第三军医大学）　　　　　　高　海（中国医科大学）
李志军（内蒙古医科大学）　　　　　黄子星（四川大学华西医院）
宋　彬（四川大学华西医院）　　　　黄文华（南方医科大学）
张洪武（南方医科大学）　　　　　　黄海辉（福建医科大学）
张雪君（天津医科大学）　　　　　　崔广和（滨州医学院附属医院）
张　慧（长沙医学院）　　　　　　　黎　庶（中国医科大学附属第一医院）
陈成春（温州医科大学）

人民卫生出版社

图书在版编目（CIP）数据

人体断层影像解剖学实验指导/徐飞,徐文坚主编.
—2版.—北京:人民卫生出版社,2017

本科医学影像学专业第四轮规划教材配套教材

ISBN 978-7-117-24624-8

Ⅰ.①人…　Ⅱ.①徐…②徐…　Ⅲ.①断面解剖学-
实验-医学院校-教学参考资料　Ⅳ.①R322-33

中国版本图书馆 CIP 数据核字(2017)第 132690 号

| 人卫智网 | www.ipmph.com | 医学教育、学术、考试、健康，购书智慧智能综合服务平台 |
| 人卫官网 | www.pmph.com | 人卫官方资讯发布平台 |

人体断层影像解剖学实验指导
第 2 版

主　　编:徐　飞　徐文坚
出版发行:人民卫生出版社(中继线 010-59780011)
地　　址:北京市朝阳区潘家园南里 19 号
邮　　编:100021
E-mail:pmph @ pmph.com
购书热线:010-59787592　010-59787584　010-65264830
印　　刷:北京铭成印刷有限公司
经　　销:新华书店
开　　本:787×1092　1/16　印张:7
字　　数:166 千字
版　　次:2010 年 12 月第 1 版　2017 年 7 月第 2 版
　　　　　2021 年 10 月第 2 版第 4 次印刷(总第 10 次印刷)
标准书号:ISBN 978-7-117-24624-8/R·24625
定　　价:29.00 元

打击盗版举报电话:010-59787491　E-mail:WQ @ pmph.com
(凡属印装质量问题请与本社市场营销中心联系退换)

前言

　　人体断层影像解剖学是用断层的方法研究人体器官、结构的形态及其相关功能的学科，它是注重实践的专业基础课。《人体断层影像解剖学实验指导》通过加强学生对断层标本和 CT、MRI、超声等影像图的观察和主要结构的辨认，提高观察和分析问题的能力，进一步理解和掌握理论知识，启迪思考，加强形象记忆，为影像课程的学习奠定扎实基础。

　　《人体断层影像解剖学实验指导》为国家卫生和计划生育委员会"十三五"规划教材《人体断层影像解剖学》第 4 版的配套教材。 由于《人体断层影像解剖学》第 4 版教材在内容上较第 3 版做了较大的修订，本书在原《人体断面与影像解剖学实验学习指导》的基础上独立出来，更新和补充了部分内容，增加了断层标本图和影像图，使其更具有实验的指导性。

　　本书每章包括 4 部分内容。

　　1. 实验目标　查看（检查、视察、看望、探望事物的情况）、辨认（根据特点辨别，做出判断，以便找出或认定某一结构）和观察（一种有目的，有计划，比较持久的知觉活动）主要器官、结构的形态、位置关系及影像图的表现。

　　2. 实验教具　包括标本、模型、挂图和影像图（CT、MRI 和 DSA 等）。

　　3. 实验内容　介绍本次实验的主要内容。

　　4. 实验方法　包括观察步骤和观察方法。 重点介绍重要器官、结构在断层中的连续变化规律，并结合重要断层及影像图来观察和学习。

　　5. 实验报告　通过填图和绘图来检验此部分内容的掌握情况。

　　本书在编写过程中得到了各参编院校及编写者的大力支持和帮助，在此表示衷心感谢！ 由于编者水平有限，难免有不妥之处，敬请读者批评指正。

徐　飞　徐文坚

2017 年 3 月

目录

第一章　头部

一、颅脑的横断层和影像解剖

（一）实验目标

1. 辨认中央沟、顶枕沟和外侧沟,观察其标志,区分额叶、顶叶、枕叶、颞叶和岛叶。

2. 辨认中央前沟和中央后沟,区分中央前回与中央后回。

3. 在额叶上辨认额上、下沟和额上、中、下回。

4. 在顶叶上辨认顶内沟,区分顶上小叶与顶下小叶。

5. 在颞叶上辨认颞上、下沟和颞上、中、下回及颞横回。

6. 在大脑半球上外侧面上辨认缘上回、角回和 Broca 区,理解其临床意义。

7. 在大脑半球内侧面上辨认额内侧回、中央旁小叶、扣带沟、扣带回、顶枕沟、楔前叶、楔叶、扣带回峡和距状沟前、后部。

8. 观察髓突的形态,理解其在辨认脑回中的作用。

9. 查看半卵圆中心的位置,理解其形成及 CT、MRI 图像上的表现。

10. 观察胼胝体的形态及各部的位置变化。

11. 查看侧脑室各部的位置及形态,第三脑室和第四脑室的位置及断面形态。

12. 查看尾状核、豆状核、背侧丘脑、屏状核和杏仁体的位置及形态变化。

13. 观察尾状核与侧脑室各部的位置关系。

14. 观察内囊、外囊和最外囊的形成、分部及 CT、MRI 图像上的表现,理解其临床意义。

15. 查看岛盖的位置及组成。

16. 观察透明隔和穹窿的形态变化及其与第五脑室的关系。

17. 观察大脑镰和小脑幕的形态变化及 CT 图像上的表现,理解小脑幕在确定幕上、下结构中的意义。

18. 查看海马旁回、钩、海马和舌回,理解海马的形成。

19. 观察中脑、脑桥和延髓的形态变化及其相连的脑神经。

20. 观察鞍上池、帆间池、大脑大静脉池、四叠体池、脑桥小脑角池和小脑延髓池的位置、形态及连通。画出鞍上池的形态及其毗邻结构。

21. 查看小脑扁桃体的位置及形态,理解其临床意义。

22. 观察上矢状窦、下矢状窦、直窦、窦汇、横窦和乙状窦的形态及延续关系。

（二）实验教具

1. 标本

（1）整脑和脑的正中矢状切。

1

（2）在体的大脑镰和小脑幕。

（3）颅脑的连续横断层标本,层厚5~10mm。

2. 模型

（1）基底神经核。

（2）脑室铸型。

3. 挂图 脑的正中矢状切及岛叶、大脑半球上外侧面、大脑半球内侧面、脑底面、脑的水平切、脑的冠状切、脑的内部结构、小脑、脑干腹侧及背侧面、脑脊液循环模式图、硬脑膜及硬脑膜窦。

4. CT 和 MRI 图像

（1）颅脑的连续横断层 CT 图像,层厚5~10mm。

（2）颅脑的连续横断层 MRI T_1、T_2加权像,层厚5~10mm。

（三）实验内容

1. 大脑半球的重要沟和分叶 外侧沟、中央沟和顶枕沟;额叶、顶叶、枕叶、颞叶和岛叶。

2. 大脑半球各叶的主要脑沟和脑回

额叶:中央前沟、中央前回、额上沟、额下沟、额上回、额中回、额下回、额内侧回和中央旁小叶前部。

顶叶:顶内沟、顶上小叶、顶下小叶、缘上回、角回、楔前叶和中央旁小叶后部。

颞叶:颞上沟、颞下沟、颞上回、颞中回、颞下回、颞横回、枕颞内侧回、枕颞外侧回、海马旁回和钩。

枕叶:距状沟、楔叶、舌回。

岛叶:岛盖。

3. 基底核区 尾状核、豆状核、屏状核、杏仁体、背侧丘脑、内囊、外囊和最外囊。

4. 大脑髓质 胼胝体、前连合、穹窿连合、半卵圆中心和髓突。

5. 脑室系统 侧脑室、室间孔、第三脑室、第四脑室、中脑水管、第五脑室和第六脑室。

6. 硬脑膜及硬脑膜窦 大脑镰、小脑幕、小脑镰、上矢状窦、下矢状窦、直窦、窦汇、横窦和乙状窦。

7. 脑池 大脑纵裂池、外侧窝池、大脑大静脉池、四叠体池、脚间池、环池、鞍上池、桥池和小脑延髓池。

8. 小脑 小脑半球、小脑蚓、齿状核、小脑上脚、小脑中脚、小脑下脚和小脑扁桃体。

9. 脑干 中脑、脑桥、延髓、红核、黑质、上丘、下丘和脑神经。

10. CT 和 MRI 图像 脑沟、脑回、脑室和脑池等主要结构在 CT、MRI 图像上的表现。

（四）实验方法

1. 观察步骤 首先,观察脑及其被膜的整体标本、模型和挂图,使脑沟、脑回、基底核、连合纤维、脑室和脑池等在脑海里形成立体概念。其次,用断面连续追踪的方法,在颅脑横断层标本上辨认脑沟和脑回等重要结构,对一些不清楚的结构可采取连续追踪的观察方法,或将横断层标本叠加起来使其恢复原来的整体状态,对有空腔的管道可用软铁丝穿通来进行辨认。切忌"从断层到断层",仅对一个个层面上结构的形态、位置及毗邻关系进行死记硬背,而要养成"从整体到断层,由断层再返回整体"的断层影像思维模式,重点是形态及其位置、毗邻关系的连续性变化规律,以适应不同个体和不同锯切方法的需要。再次,基本掌握颅脑横断层标本后,在 CT、MRI 图像上与断层标本进行对照观察,了解内囊等结构在影像上的位置、形态及表现,从尸体过渡到活体,实现学习断层解剖的目的,为临床影像的定位诊断奠定坚实基础。

2. 观察方法

（1）颅脑横断层的分部:颅脑横断层面可分为上、中、下三部分,上部为胼胝体干和尾状核体出现以上的层面,大脑半球被大脑镰分隔为左、右两部分;中部为基底核区所在的层面,由胼胝体等连合纤维将大脑半球连成一体;下部为自鞍上池以下的层面,脑组织被大脑外侧窝池和小脑幕等分为数块,随层面下移则脑块逐渐减少。

（2）颅脑上部的横断层面（图 1-1-1）:一般有 5～6 个层面,此部分主要是辨认中央沟和顶枕沟,以区分额叶、顶叶和枕叶,为临床颅脑外伤和硬膜外血肿的定位诊断提供解剖依据。

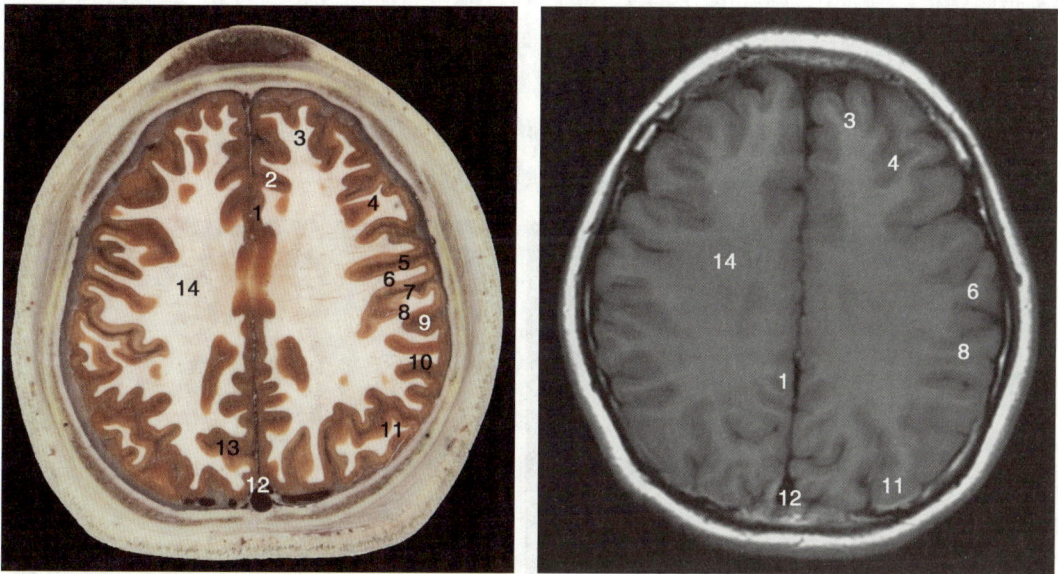

图 1-1-1　经半卵圆中心的横断层及 MRI 影像

1. 扣带回;2. 扣带沟;3. 额上回;4. 额中回;5. 中央前沟;6. 中央前回;7. 中央沟;8. 中央后回;9. 中央后沟;10. 缘上回;11. 枕叶;12. 上矢状窦;13. 顶枕沟;14. 半卵圆中心

中央沟一般位于层面的中部偏前,呈不中断的较深的沟,其前、后方有中央前沟和中央后沟与之平行,且中央前回较中央后回宽,据此基本上可以确认中央沟。中央沟以前的部分为额叶,中央沟后方的部分为顶叶。在额叶上,根据髓质向外周延伸形成的条索状突起即髓突来辨认额上、中、下回及其间的额上、下沟。在近似横位的中央前回髓突的前方,额上回呈前后走向,且最先出现于中央前回的前方,额中回和额下回随层面下移则依次出现。额上、中、下回在额叶层面上自前向后依次排列,其间的脑沟依次为额上沟和额下沟。在顶叶上,稍向前外侧斜行的中央后回后方为顶上小叶;顶内沟出现于顶上小叶的后方,一般起自中央后沟,较深,自前外向后内斜行。顶内沟分隔前内方的顶上小叶与后外方的顶下小叶,当顶内沟消失和外侧沟出现之前,中央后回后方的脑回为顶下小叶内的缘上回,其包绕外侧沟末端而形成。

顶枕沟出现于正中线后方的两侧,较深且明显,由后内斜向前外,随层面下移则其逐渐向前,至胼胝体干出现时消失。顶枕沟前方为顶叶,后方是枕叶。大脑镰两侧的顶叶主要为前方的中央旁小叶后部和后方的楔前叶;当中央旁小叶消失后,楔前叶前方出现顶下沟,其分隔前方的扣带回(属边缘叶)与后方的楔前叶。大脑镰两侧的顶叶主要为楔叶。

大脑镰前后走行,分隔两侧的大脑半球;其前、后端与颅骨相连处有三角形的上矢状窦断面。大脑镰与大脑半球内侧面之间为成对的大脑纵裂池。大脑镰两侧的额叶主要为额内侧回和中央旁小叶前部;当中央旁小叶消失后,其下部层面上出现较深的扣带沟和扣带回,位于额内侧回与顶枕沟之间。

半卵圆中心出现于胼胝体干、尾状核体和侧脑室中央部的上一层面上,位于两侧大脑半球内,为宽阔的髓质区,因大致呈卵圆形而得名。半卵圆中心为横断层面上的典型结构,是颅脑横断层面上、中部的分界线。半卵圆中心由胼胝体和投射纤维等组成,在 CT 图像上呈低密度区,MRI T_1WI 加权像上呈高信号区。

(3) 颅脑中部的横断层面(图 1-1-2):一般有 4~5 个层面,主要观察基底核区、侧脑室和第三脑室的位置、形态及其变化;同时辨认外侧沟和距状沟,以区分额叶、顶叶与颞叶及枕叶内侧面的脑回,为临床脑梗死和脑出血的影像定位诊断提供形态基础。

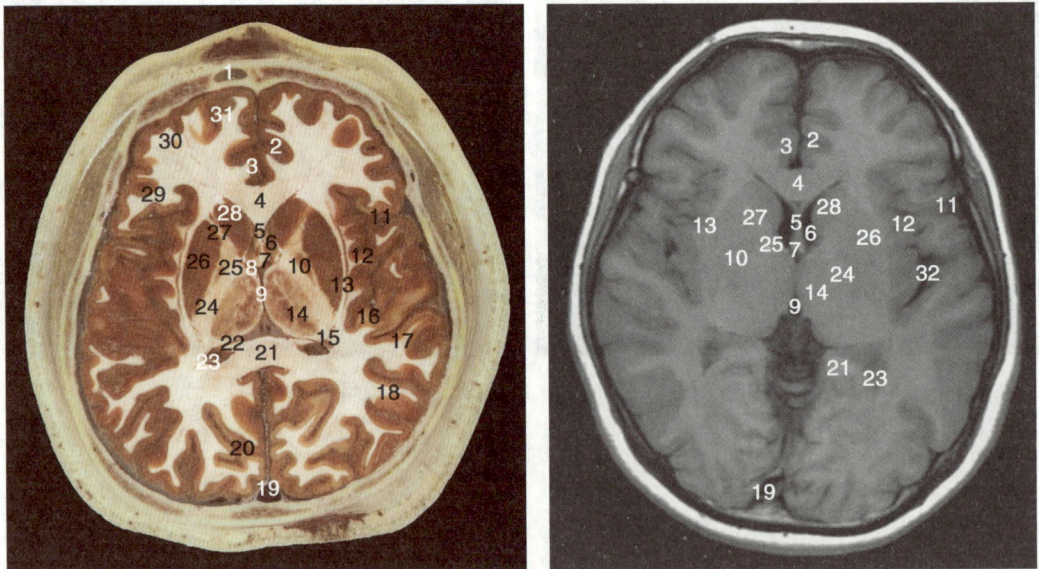

图 1-1-2 经室间孔的横断层及 MRI 影像

1. 额窦;2. 扣带沟;3. 扣带回;4. 胼胝体膝;5. 透明隔;6. 侧脑室前角;7. 穹窿柱;8. 室间孔;9. 第三脑室;10. 苍白球;11. 外侧沟;12. 岛叶;13. 屏状核;14. 背侧丘脑;15. 尾状核尾;16. 颞横回;17. 颞上回;18. 颞中回;19. 上矢状窦;20. 距状沟;21. 胼胝体压部;22. 海马伞;23. 侧脑室后角;24. 内囊后肢;25. 内囊膝;26. 壳;27. 内囊前肢;28. 尾状核头;29. 额下回;30. 额中回;31. 额上回;32. 大脑外侧窝池

中部横断层面上的胼胝体干最先出现，呈"X"形，位于层面的中央，使左、右大脑半球连成一体。随层面下移则胼胝体分为前、后两部分。前部为胼胝体膝，后部是胼胝体压部。

基底核区位于胼胝体膝与胼胝体压部（或中脑）之间，主要结构为内囊。内囊位于靠近中线的背侧丘脑（后方）、尾状核头（前方）与外侧的豆状核之间，两侧呈"><"形的宽厚白质板，可分为尾状核头与豆状核之间的内囊前肢、背侧丘脑与豆状核之间的内囊后肢和前、后肢之间的内囊膝，在 CT 图像上内囊较灰质核团的密度稍低。豆状核外侧至岛叶皮质之间为外囊、屏状核和最外囊。尾状核体位于胼胝体干和侧脑室中央部的外侧，尾状核尾和杏仁体居侧脑室下角的前壁。

侧脑室呈不规则形，横断层面上先出现其新月形的中央部，随层面下移则分为额叶内的侧脑室前角和枕叶内的侧脑室后角或颞叶内的侧脑室下角两部分。侧脑室前角位于胼胝体膝、透明隔与尾状核头之间，向后可经室间孔通第三脑室；个别人的透明隔之间形成腔隙，即第五脑室。侧脑室后角内含有丰富的脉络丛，其内可见由距状沟前部推顶脑回突入脑室而形成隆起的禽距。侧脑室下角较长，一般占据 3 个层面，其内下壁有卷曲的海马；在下角内也可见到由侧副沟推顶脑回而形成突起的侧副隆起。

第三脑室为正中矢状位的裂隙，位于两侧背侧丘脑（上部）和下丘脑（下部）之间。在第三脑室首次出现或出现之前的层面上，其后方有尖伸向前的三角形腔隙即帆间池，其与第三脑室之间隔以脉络丛，要注意两者的鉴别方法。第三脑室中部有丘脑间粘合横过，经此层面的第三脑室被分为前、后两部分；注意此为断层现象，并非第三脑室的真实情况。随断面下移则第三脑室变窄、变小，向前下伸入两侧下丘脑之间。

外侧沟出现于胼胝体干层面上，位于大脑半球的上外侧面，为最深的脑沟，随层面下移则其由"一"形变为"Y"形。因缘上回包绕于外侧沟末端，故在外侧沟首次出现的层面上，其前方为额叶和顶叶的中央后回，后方是顶下小叶的缘上回和角回。在基底核区层面上，外侧沟前方为额叶上自前向后排列的额上、中、下回和游离岛盖处的中央前回，后方为颞叶上自前向后排列的颞上、中、下回和游离岛盖处的中央后回。

距状沟出现于顶枕沟消失后的层面上，一般首次出现于胼胝体干层面上。距状沟分前、后两部；位于胼胝体压部的后方。距状沟前部呈横形裂隙，分隔前方的扣带回峡与后方的舌回；距状沟后部自后内向前外斜行，分隔前方的舌回与后方的楔叶。

大脑镰被胼胝体分为前、后两部，前部的两侧大脑半球内侧面上，自前向后为额内侧回、扣带沟和扣带回；后部的大脑镰向下与小脑幕相连接，连接处有直窦自前向后走行。

小脑幕呈"八"形，随层面下移则逐渐张开；其两侧为大脑半球的颞叶底面，自前向后为海马沟、海马旁回、侧副沟、枕颞内侧回、枕颞沟和枕颞外侧回。小脑幕之间为幕下的小脑；随层面下移则逐渐显现出其两侧的小脑半球和中间的小脑蚓。

大脑大静脉池出现于胼胝体压部的后方，向下延续为中脑后方的四叠体池。中脑呈圆柱状，其两侧的环池向后与四叠体池相通。外侧沟处为大脑外侧窝池，有大脑中动脉通过。

（4）颅脑下部的横断层面（图 1-1-3）：一般有 3~4 个层面，主要观察脑池、脑干、小脑和第四脑室的位置、形态及其变化，为临床上垂体、脑干和小脑，尤其是小脑扁桃体疝的影

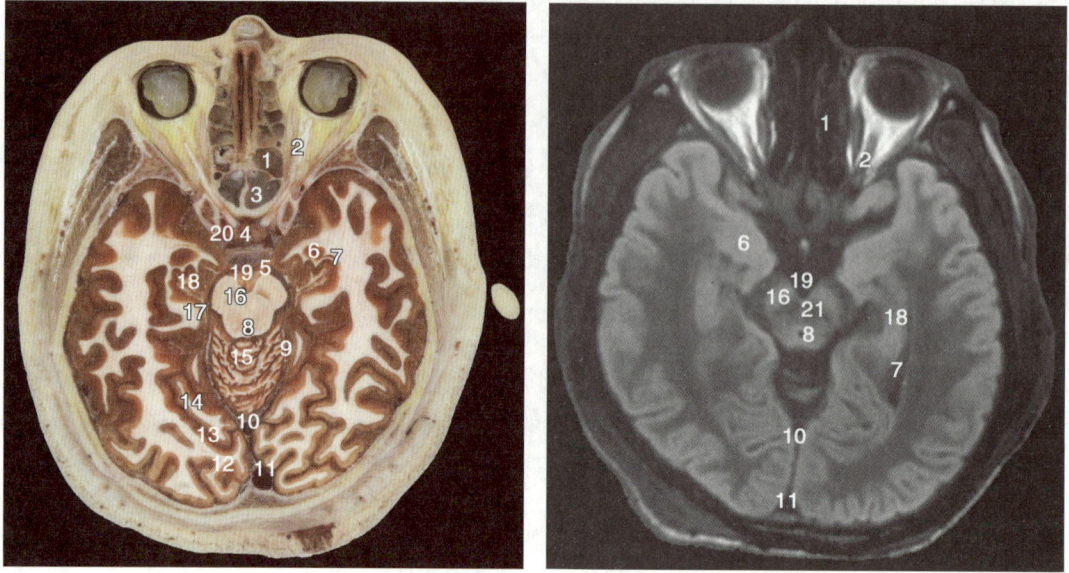

图 1-1-3　经垂体的横断层及 MRI 影像

1. 筛窦；2. 视神经；3. 蝶窦；4. 垂体；5. 动眼神经；6. 杏仁体；7. 侧脑室下角；8. 中脑水管；9. 小脑幕；10. 直窦；11. 上矢状窦；12. 枕颞外侧回；13. 枕颞沟；14. 枕颞内侧回；15. 小脑蚓；16. 黑质；17. 海马旁回；18. 海马；19. 脚间池；20. 颈内动脉；21. 红核

像诊断提供形态学依据。

脑组织已"四分五裂"，由大脑镰、小脑幕和左、右外侧沟分隔为前方的左、右额叶，两侧的左、右颞叶和后方的脑干、小脑。前方的额叶位于颅前窝，一般仅有 1～2 个层面，由嗅束沟分为内侧的直回和外侧的眶回。颞叶位于颅中窝，有 2～3 个层面，其内的上部层面仍可出现侧脑室下角和杏仁体的下缘；颞叶外侧面自前向后为颞上、中、下回，紧邻小脑幕的颞叶底面自前向后为钩、海马旁回、侧副沟和枕颞内侧回。

鞍上池位于额叶、颞叶与中脑（或脑桥）之间，由于个体差异和基线不同，可呈六角形、五角形和四角形。鞍上池由前方的交叉池和后方的脚间池或桥池组成，其向前通大脑纵裂池，向前外连大脑外侧窝池，向后外与环池相续，内有视神经或视交叉和颈内动脉等。鞍上池在 CT 图像上呈低密度区，MRI T_2WI 图像上为高信号区。

在横断层面上脑干自上而下为中脑、脑桥和延髓，脑桥向后外伸出细小的小脑上脚和粗大的小脑中脚与小脑相连，其间的腔隙为第四脑室。小脑由两侧膨大的小脑半球和中间较窄的小脑蚓组成，小脑髓质内较大的灰质团块为齿状核。小脑半球的内下方膨出形成小脑扁桃体，置于枕骨大孔周围，也可伸入枕骨大孔内 1～3mm。

脑桥与小脑之间为脑桥小脑角池，向前与桥池相续；桥池向下延续为延髓前方的延池，其向后连通较大的小脑延髓池。

（5）CT 和 MRI 图像：对照颅脑横断层标本，在 CT 和 MRI 图像上先找出比较典型的层面，如半卵圆中心、内囊和鞍上池等，以此向上、下层面与标本对照观察。注意标本与 CT、MRI 图像并不会完全一致。首先，CT、MRI 图像是层面的重叠影像；而标本仅为层面的表面形态，只有当标本极薄时才能与相同厚度的影像图像基本相符。其次，由于 CT、MRI 图像的成像基线与标本的锯切基线不尽相同且存在误差，即使是同一个体的图像与标本也不一定完全相符。因此断层标本的观察重点是掌握器官结构的形态、位置及其毗邻关系的连续性变化规律,以断层标本的"不变"应 CT、MRI 图像的"万变"。

二、颅脑的冠、矢状断层和影像解剖

(一) 实验目标

1. 辨认中央沟、外侧沟和顶枕沟,观察其形态,区分额叶、顶叶、枕叶、颞叶和岛叶。

2. 在额叶的上外侧面上辨认中央前回、中央前沟和额上、中、下回及额上、下沟。

3. 在顶叶的上外侧面上辨认中央后回、中央后沟、顶上小叶、顶内沟、顶下小叶及缘上回、角回。

4. 在颞叶的外侧面上辨认颞上、下沟和颞上、中、下回及颞横回,在颞叶底面上辨认枕颞内、外侧回和海马旁回及钩。

5. 在正中矢状面上观察距状沟与顶枕沟的关系及其脑回的划分。

6. 在大脑半球内侧面上辨认额内侧回、中央旁小叶、楔前叶、楔叶和扣带回。

7. 在冠状层面上观察岛盖的位置及组成。

8. 观察辐射冠的形态,理解其形成及意义。

9. 查看听辐射和视辐射的走行及联系的脑回。

10. 观察胼胝体的形态、分部及矢、冠状层面上的位置变化。

11. 查看矢、冠状层面上侧脑室的形态及位置变化,冠状层面上第三脑室和矢状层面上第四脑室的位置及形态。

12. 查看尾状核、豆状核、背侧丘脑和杏仁体的位置及形态变化。

13. 观察尾状核与侧脑室各部的位置关系。

14. 查看内囊的形成、分部及 MRI 图像上的表现,理解其临床意义。

15. 在冠状层面上观察禽距和侧副隆起的形态及形成。

16. 观察松果体的位置及形态,理解其临床意义。

17. 在冠状层面上观察透明隔、穹窿的形态及其与第五脑室的关系,胼胝体干与穹窿连合间的第六脑室。

18. 观察大脑镰和小脑幕的位置关系及形态变化,理解小脑幕的临床意义。

19. 观察海马的形态及位置,理解矢状层面上海马与顶枕沟的关系。

20. 观察海马旁回和钩与小脑幕的位置关系,理解其临床意义。

21. 观察中脑、脑桥和延髓的形态变化及其相连的脑神经。

22. 观察帆间池、大脑大静脉池、四叠体池和小脑延髓池等的形态、位置及连通。画出正中矢状层面上帆间池与第三脑室的位置关系。

23. 观察小脑扁桃体的形态及位置,理解其临床意义。

24. 观察上矢状窦、下矢状窦、直窦、窦汇、横窦和乙状窦的形态及延续关系。

(二) 实验教具

1. 标本

(1) 整脑和脑的正中矢状切。

(2) 在体的大脑镰和小脑幕。

(3) 颅脑的连续矢状断层标本,层厚 10mm。

（4）颅脑的连续冠状断层标本,层厚 10mm。

2. 模型

（1）基底神经核。

（2）脑室铸型。

3. 挂图　脑的正中矢状切及岛叶、大脑半球上外侧面、大脑半球内侧面、脑底面、脑的水平切、脑的冠状切、脑的内部结构、小脑、脑干腹侧及背侧面、脑脊液循环模式图、硬脑膜及硬脑膜窦。

4. CT 和 MRI 图像

（1）颅脑的矢状 MRI 图像,层厚 5～10mm。

（2）颅脑的冠状 MRI 图像,层厚 5～10mm。

（三）实验内容

1. 大脑半球的主要沟、裂和分叶外侧沟、中央沟和顶枕沟;额叶、顶叶、枕叶、颞叶和岛叶。

2. 大脑半球各叶的主要脑沟和脑回

额叶:中央前沟、中央前回、额上回、额上沟、额中回、额下沟、额下回、额内侧回和中央旁小叶前部。

顶叶:顶上小叶、顶内沟、顶下小叶、缘上回、角回、楔前叶和中央旁小叶后部。

颞叶:颞上回、颞横回、颞上沟、颞中回、颞下沟、颞下回、枕颞外侧回、枕颞沟、枕颞内侧回、侧副沟、海马旁回、钩和海马沟。

枕叶:距状沟、楔叶、舌回和枕外侧回。

岛叶:岛盖。

3. 基底核区　尾状核、豆状核、屏状核、杏仁体、背侧丘脑、内囊、外囊和最外囊,尾状核与侧脑室的位置关系。

4. 大脑髓质　胼胝体、前连合、穹窿连合、辐射冠、听辐射和视辐射,海马与侧脑室下角的位置关系。

5. 脑室系统　侧脑室、室间孔、第三脑室、第四脑室、中脑水管、第五脑室和第六脑室。

6. 硬脑膜及硬脑膜窦　大脑镰、小脑幕、小脑镰、上矢状窦、下矢状窦、直窦、窦汇、横窦和乙状窦,小脑幕与海马旁回和钩的位置关系。

7. 脑池　大脑纵裂池、外侧窝池、帆间池、大脑大静脉池、四叠体池、脚间池、环池和小脑延髓池。

8. 小脑　小脑半球、小脑蚓、齿状核、小脑上脚、小脑中脚和小脑扁桃体及其与枕骨大孔的位置关系。

9. 脑干　中脑、脑桥、延髓、红核、黑质、上丘、下丘和脑神经。

10. MRI 图像　脑沟、脑回、脑室和脑池等主要结构在 MRI 图像上的表现。

（四）实验方法

1. 观察步骤　首先,观察脑及其被膜的整体标本、模型和挂图,使脑沟、脑回、基底核、连合纤维、脑室和脑池等在脑海中形成立体概念。然后,模拟矢、冠状断层标本的制作方法,在颅脑矢状断层标本和冠状断层标本上分别辨认脑沟、脑回等主要结构,对一些不清楚的结构可采取连续追踪的观察方法,或将矢、冠状断层标本叠加起来使其恢复原来的整体状态,对有空腔的管道可用软铁丝穿通来进行辨认。切忌"从断层到断层",仅对一个个层面上的结构进行死记硬背;而要养成"从整体到断层,由断层再返回整体"的断层影像思维模式,重点是器官结构的形态及其位置、毗邻关系的连续性变化规律,以适应不同个体和不同锯切方法的需要。再者,基本掌握颅脑的矢、冠状断层标本后,在 MRI 图像上与断层标本进行对照观察,了解基底核区及内囊等重要结构在影像上的位置、形态及表现,从尸体过渡到活体,实现学习断层解剖的目的,为临床影像的定位诊断奠定坚实基础。

2. 观察方法

(1)颅脑的矢状断层解剖

1)颅脑矢状断层的分部:颅脑矢状断层可分为左、中、右三部分,左侧部为基底核出现以前的层面,主要特征是有较深的外侧沟存在;中部为基底核区所在的层面,以正中矢状面形成对称关系,主要特征是有灰质团块和脑室系统的较大腔隙;右侧部与左侧部结构相同,且基本对称。

2)颅脑左、右侧部的矢状层面(图 1-2-1):一般每侧 3~4 个层面,此部分主要是辨认外侧沟、中央沟和寻找顶枕沟及枕前切迹的位置,以区分额叶、顶叶、颞叶、枕叶和岛叶,为临床颅脑外伤和硬膜外血肿的 MRI 定位诊断提供解剖依据。

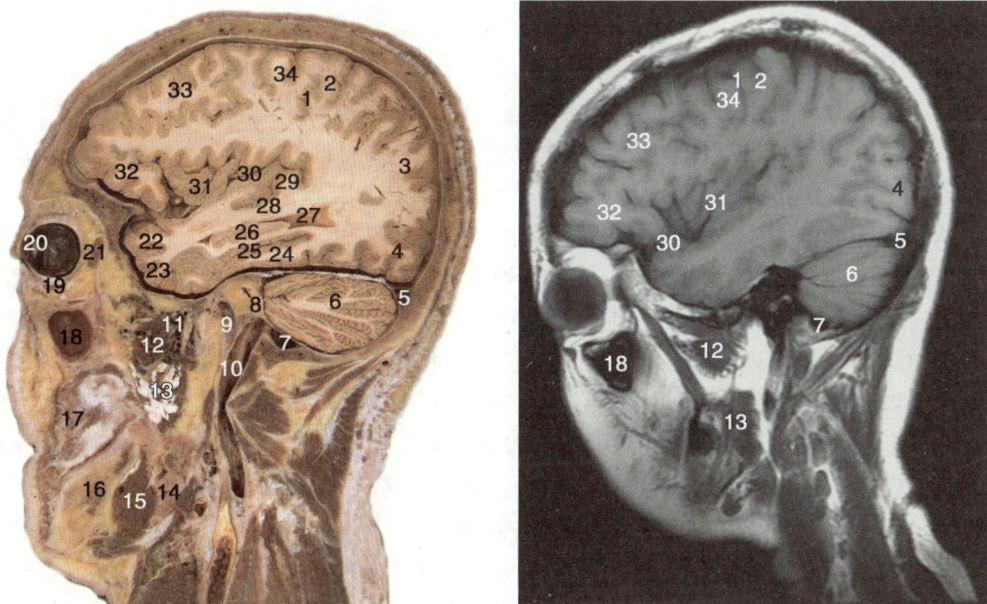

图 1-2-1　经内耳的矢状断层及 MRI 影像

1. 中央沟;2. 中央后回;3. 顶下小叶;4. 枕叶;5. 横窦;6. 小脑半球;7. 乙状窦;8. 内耳;9. 颈内动脉;10. 颈内静脉;11. 翼静脉丛;12. 翼外肌;13. 翼内肌;14. 下颌下腺;15. 下颌舌骨肌;16. 下颌体;17. 颊肌;18. 上颌窦;19. 下斜肌;20. 晶状体;21. 外直肌;22. 颞中回;23. 颞下回;24. 枕颞内侧回;25. 侧副沟;26. 海马;27. 侧脑室下角;28. 颞上回;29. 颞横回;30. 外侧沟;31. 岛叶;32. 额下回;33. 额中回;34. 中央前回

外侧沟为脑沟中最深的一条沟,自前下斜向后上,约 3~4 个层面。外侧沟以上的脑组织为额叶和顶叶,以下是颞叶和枕叶,外侧沟深面的脑回为岛叶皮质。缘上回包绕于外侧沟末端,出现于表浅的 2~3 个层面上。

中央沟出现于大脑半球上缘的中份偏前,随层面向中线移动则中央沟逐渐移至半球上缘的中份稍偏后。中央沟是区分额叶与顶叶的重要脑沟,沟内常有壁间回,与中央前、后回相伴,且中央前回较中央后回的髓突粗大。中央沟前方为额叶,前方有与其基本平行的中央前沟,其间为稍向前下斜行的中央前回。中央前沟之前的额叶先出现额下回和额下沟,再出现额中回;待额下回和额中回消失后和外侧沟基本消失时出现额上回。中央沟后方为顶叶,后方有与其基本平行的中央后沟,其间为稍向前下倾斜的中央后回。中央后沟之后的顶叶先出现顶下小叶,其内的缘上回包绕于外侧沟末端,角回环绕于颞上沟末端,约有 2~3 个层面;当外侧沟基本消失时则出现顶内沟和顶上小叶,此时的顶下小叶已消失。

在左、右侧部层面上不出现顶枕沟,但自外侧脑室下角的下壁向后上作延长线,与大脑半球上外侧面中相交处的脑沟相当于顶枕沟的延伸处,其与小脑幕上方明显凹陷的枕前切迹的连线,区分前方的顶叶、颞叶与后方的枕叶。自外侧沟末端向此连线作垂线,可区分上方的顶叶与下方的颞叶。颞叶上有较浅的前后走行的颞上、下沟,其分隔颞叶为颞上、中、下回;在颞上、下沟消失后的颞叶前端,自上而下为颞上、中、下回。颞横回位于外侧沟下壁的颞上回上,为 2~3 个短脑回。枕叶在枕前切迹出现时,其后方为较小的枕外侧回;随层面向中线移动则枕外侧回的断面逐渐增大,当外侧沟消失后此处移行为颅脑中部矢状层面上的舌回。

3)颅脑中部的矢状层面(图 1-2-2):以正中矢状面为中线呈对称性分布,每侧 2~3 个层面。此部分主要观察基底核区、侧脑室和第四脑室的形态、位置及变化;同时辨认顶枕沟和距状沟,以区分顶叶、颞叶与枕叶及枕叶内侧面的脑回,为临床脑梗死和脑出血的 MRI 定位诊断提供形态基础。

基底核区的范围上方为辐射冠或侧脑室中央部,向下至侧脑室下角;前方为辐射冠,向后至侧脑室三角区。自外侧向中线的矢状层面上先出现豆状核、背侧丘脑和内囊后肢,三者呈前后排列关系且内囊后肢向上与辐射冠相延续。尾状核头、内囊前肢和内囊膝随层面向中线移动而出现,其排列关系为尾状核头和豆状核及其间的内囊前肢位于前部,且呈上下位置关系,内囊膝位于中间部,其后方为背侧丘脑。

侧脑室呈不规则形,自外侧向中线的矢状层面上先出现其下角,呈后上斜向前下的较大腔隙,随层面向中线移动则依次出现侧脑室三角区、中央部和前角。在正中矢状面上,侧脑室经室间孔与正中矢状位的第三脑室相通。第三脑室位于后上方的两侧背侧丘脑和前下方的两侧下丘脑之间,向后下经斜行的中脑水管通第四脑室。第四脑室仅出现于正中矢状层面上,呈三角形,位于脑干与小脑之间,其前上壁为小脑上脚,后下壁是第四脑室脉络丛。

顶枕沟出现于正中矢状面及左、右两侧的层面上,位于大脑半球中份的后方,较深,自外上斜向前下,分隔其前方的顶叶与后方的枕叶。顶枕沟前、后方的脑回分别为楔前叶和楔叶,再向外侧的矢状层面上顶枕沟消失,其位置相当于侧脑室下角下壁上的海马长轴延长线与大脑半球表面相交处的脑沟,据此脑沟可区分上方顶叶的顶上小叶与下方枕叶的舌回。距状沟较顶枕沟浅,呈弧形,自前下斜向后下且与顶枕沟相交,以与顶枕沟相交处分距状沟为前、后两部。距状沟的前部前方是扣带回峡,距状沟前、后部之间的下方为舌

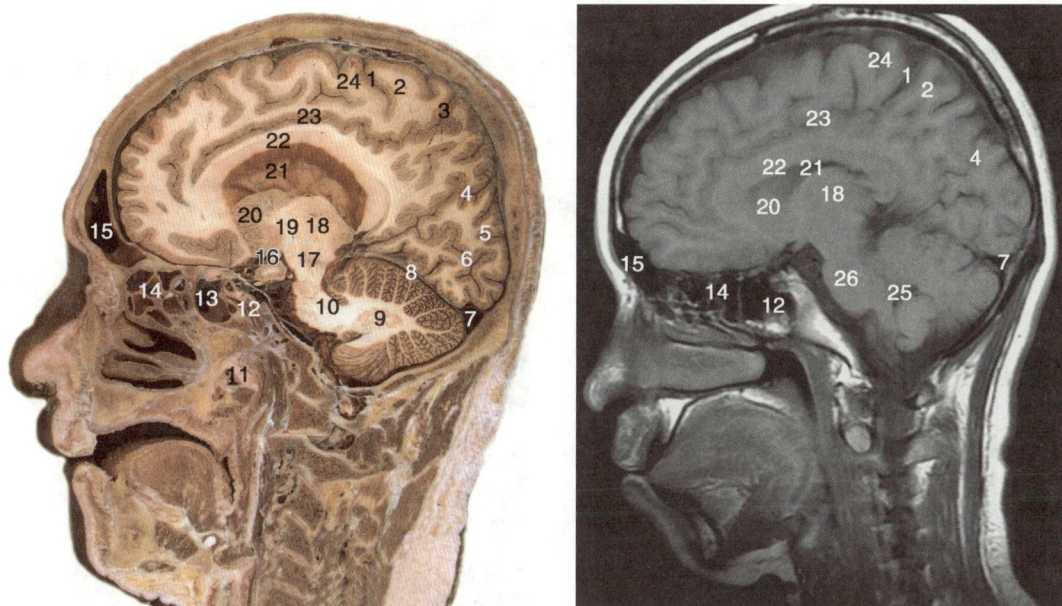

图 1-2-2　经海绵窦的矢状断层及 MRI 影像

1. 中央沟；2. 中央后回；3. 扣带沟缘支；4. 顶枕沟；5. 楔叶；6. 距状沟；7. 横窦；8. 小脑幕；9. 齿状核；10. 小脑中脚；11. 咽鼓管软骨；12. 海绵窦和颈内动脉；13. 蝶窦；14. 筛窦；15. 额窦；16. 视束；17. 黑质；18. 背侧丘脑；19. 内囊；20. 尾状核；21. 侧脑室；22. 胼胝体；23. 扣带沟；24. 中央前回；25. 第四脑室；26. 脑桥

回，距状沟后部与顶枕沟之间为楔叶。

中央沟位于大脑半球上缘的中份稍偏后，较深，常有壁间回，其前、后方有相伴的中央前、后沟和中央前、后回，且中央前回的髓突常与下方的内囊后肢呈上下垂直位。中央沟之前为额叶，中央沟后方是顶叶；额叶上有前部较大的额上回及其后方的中央前沟和中央前回；顶叶上有后部较大的顶上小叶及其前方的中央后沟和中央后回。位于眼眶上方的额叶底面的脑回是眶回，直回位于筛窦上方；颞叶底面上有海马旁回，其前部弯曲形成钩。

小脑半球位于弧形的小脑幕下方，呈椭圆形，随层面向中线移动则其断面逐渐增大，接近正中线层面时其形态发生改变，并与脑干经小脑中脚、小脑上脚相连。小脑半球髓质内较大的灰质团块为齿状核，小脑半球靠近中线的内下方，形成膨出的小脑扁桃体，置于枕骨大孔的周缘。

脑干出现于正中矢状面及两侧的层面上，其自上而下为中脑、脑桥和延髓。中脑内的灰质团块为红核和黑质，且有中脑水管连通第三脑室与第四脑室；脑桥向后伸出粗大的小脑中脚和细小的小脑上脚与后方的小脑相连；延髓较细，经枕骨大孔延续为脊髓。

中脑前方为脚间池和交叉池，后方是四叠体池，向上与大脑大静脉池和帆间池相延续；中脑两侧为环池，连通脚间池与四叠体池。脑桥前方为桥池，向下与延髓前方的延池相延续；延池向后通延髓与小脑之间较大的小脑延髓池。

（2）颅脑的冠状断层解剖

1）颅脑冠状断层的分部：颅脑冠状层面可分为前、中、后三部分，前部为胼胝体膝出现以前的层面，主要结构特征为纵行的大脑镰将大脑半球分为左、右两部分；中部为胼胝

11

体和基底核所在区域的层面,主要特征是左、右大脑半球由胼胝体连为一体;后部为胼胝体压部后方的层面,主要特征为脑组织被大脑镰和小脑幕分隔为三部分。

2)颅脑前部的冠状层面(图1-2-3):一般为3~4个层面,此部分主要是辨认额叶上的脑沟和脑回,为临床颅脑外伤和硬膜外血肿的 MRI 定位诊断提供解剖依据。

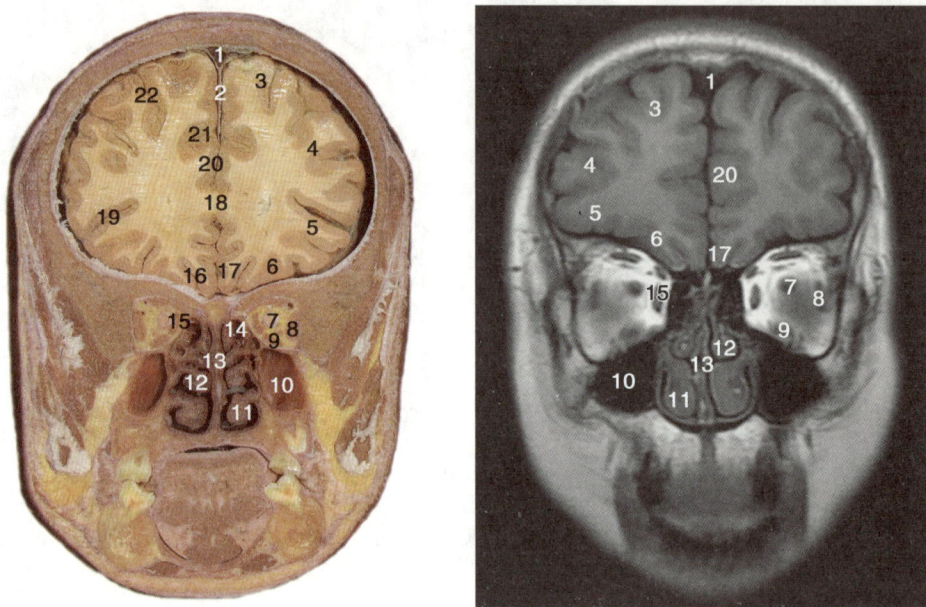

图 1-2-3　经上颌窦中份的冠状断层及 MRI 影像
1. 上矢状窦;2. 大脑镰;3. 额上回;4. 额中回;5. 额下回;6. 眶回;7. 视神经;8. 外直肌;9. 下直肌;10. 上颌窦;11. 下鼻甲;12. 中鼻甲;13. 鼻中隔;14. 筛窦;15. 内直肌;16. 嗅束沟;17. 直回;18. 胼胝体;19. 额下沟;20. 扣带回;21. 扣带沟;22. 额上沟

纵行的大脑纵裂池和大脑镰分隔左、右大脑半球,每侧大脑半球均先出现额极,随层面后移则额叶断面逐渐增大。在额叶的上外侧面上,依据髓突可区分出自上而下的额上、中、下回及其间的额上、下沟。额叶底面位于鼻腔上方的脑回为直回,眶回位于眼眶上方,两者之间有明显的嗅束沟分隔,内有嗅束通过。在额叶内侧面上,自额极开始为额内侧回;胼胝体膝的前一个层面上则扣带沟和扣带回出现,位于上、下方的额内侧回之间。

3)颅脑中部的冠状层面(图1-2-4):一般为5~6个层面,主要观察胼胝体、基底核区、侧脑室和第三脑室的形态、位置及其变化;同时辨认外侧沟和中央沟,以区分额叶、顶叶和颞叶,为临床脑梗死和脑出血的 MRI 定位诊断提供形态基础。

在层面中部先出现连接左、右大脑半球的胼胝体膝,随层面后移则分为上方的胼胝体干和下方的胼胝体嘴,两者之间由透明隔相连,有时在透明隔的中间出现腔隙即为第五脑室。胼胝体嘴仅在2个层面上出现,当胼胝体嘴消失后,仅有侧脑室上方的胼胝体干存在,其向后逐渐移向两侧侧脑室中间,至帆间池出现后则移行为胼胝体压部,而直接连接左、右侧大脑半球的枕叶。

基底核区的灰质核团先出现尾状核头和豆状核,随层面后移则出现豆状核、内囊前肢和下丘脑的结构。在豆状核外侧与屏状核之间为外囊,屏状核与岛叶皮质之间为最外囊。

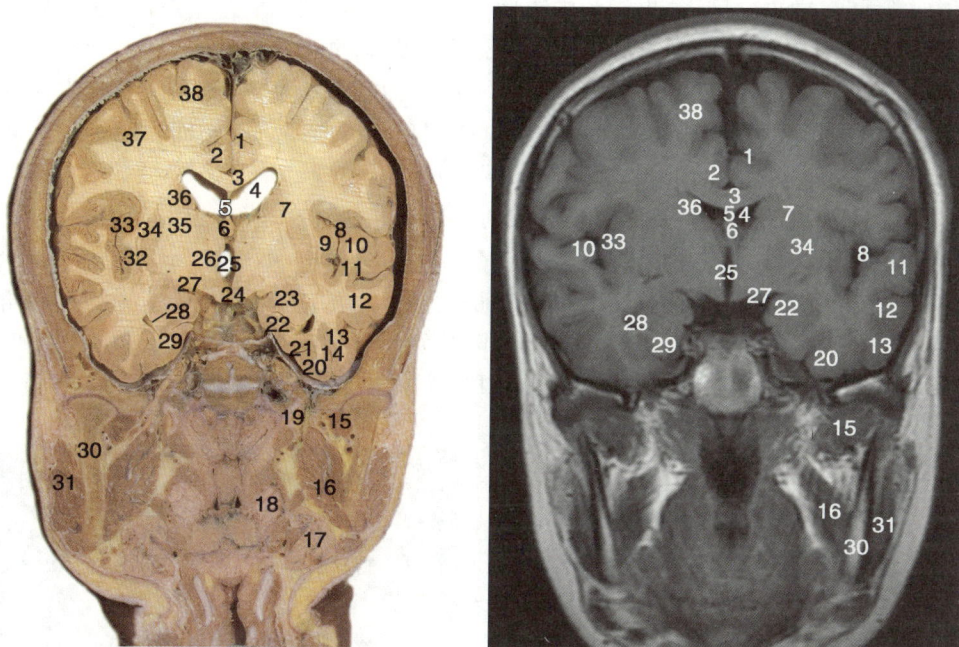

图 1-2-4 经乳头体的冠状断层及 MRI 影像

1. 扣带沟;2. 扣带回;3. 胼胝体干;4. 侧脑室前角;5. 透明隔;6. 穹窿柱;7. 内囊前肢;8. 外侧沟;
9. 外囊;10. 颞横回;11. 颞上回;12. 颞中回;13. 颞下回;14. 枕颞沟;15. 翼外肌;16. 翼内肌;
17. 下颌下腺;18. 腭扁桃体;19. 咽鼓管软骨;20. 枕颞内侧回;21. 侧副沟;22. 海马;23. 杏仁体;
24. 乳头体;25. 第三脑室;26. 背侧丘脑;27. 视束;28. 侧脑室下角;29. 海马旁回;30. 下颌支;
31. 咬肌;32. 屏状核;33. 岛叶;34. 豆状核;35. 内囊膝;36. 尾状核;37. 额中回;38. 额上回

尾状核头随层面向后移行为尾状核体,内囊膝、背侧丘脑和内囊后肢也随之出现。至胼胝体压部出现后,基底核区基本消失,仅存侧脑室外侧壁上的尾状核体和侧脑室下角上壁的尾状核尾。

侧脑室前角出现于胼胝体膝的后方,位于层面中部的胼胝体干、尾状核头与透明隔之间。侧脑室前角随层面向后移行为侧脑室中央部,其间的分界标志是通向第三脑室的室间孔。在侧脑室前角移行为中央部和室间孔出现的同时,颞叶内出现侧脑室下角。随层面后移,左、右侧脑室中央部逐渐远离中线,位于胼胝体压部的两侧;左、右侧脑室下角向后上移行且断面逐渐增大,弯曲的海马构成其内下壁。

第三脑室的前下部先出现,位于两侧下丘脑之间,呈正中矢状位的裂隙;第三脑室随层面后移则逐渐向上移行,且腔隙渐增大,位居两侧背侧丘脑之间。第三脑室向上经室间孔通侧脑室,向后下通中脑水管。

在冠状层面上,外侧沟与侧脑室前角同时出现,位于大脑半球的外侧,呈"Y"形腔隙,随层面后移则逐渐变为"一"形。外侧沟上方的脑组织为额叶和顶叶,下方是颞叶。颞极自胼胝体膝层面开始出现,随层面后移则颞叶的断面逐渐增大,其外侧面的脑回自上而下为颞上、中、下回。颞叶底面自外侧向内侧为枕颞外侧回、枕颞内侧回和钩及其后方层面上的海马旁回。

中央前回下部首次出现于内囊膝和内囊后肢所在的层面上,随层面后移则出现中央沟和中央后回。中央前回、中央沟和中央后回自上而下排列于大脑半球的上外侧面,由大脑半球的外侧沟上方逐渐移至大脑半球顶部。中央沟的前方为额叶,后方为顶叶,是额、顶叶的分界标志。在额叶的上外侧面上,自上而下为额上、中、下回;在内囊膝出现的层面上,自上而下为额上回、额上沟、额中回、中央前沟和中央前回。随层面后移则额中回和额上回相继消失,而中央后回、中央后沟和顶下小叶相继出现。

大脑半球内侧面为额内侧回及其下方的扣带沟和扣带回,当中央前回出现后,其内侧面的额内侧回消失,中央旁小叶出现。

4)颅脑后部的冠状层面(图1-2-5):一般为4~5个层面,主要观察侧脑室后角和小脑的形态、位置及其变化;同时辨认顶枕沟,以区分顶叶与枕叶,为临床上顶、枕叶和小脑,尤其是小脑幕切迹疝和小脑扁桃体疝的 MRI 诊断提供形态学依据。

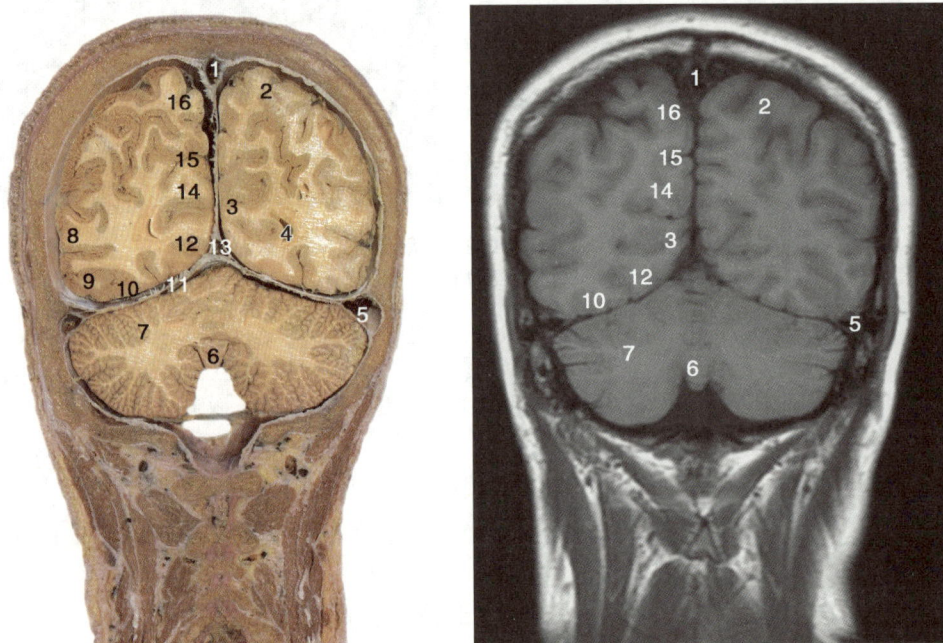

图 1-2-5　经小脑蚓的冠状断层及 MRI 影像

1. 上矢状窦;2. 顶上小叶;3. 距状沟;4. 侧脑室后角;5. 横窦;6. 小脑蚓;7. 小脑半球;8. 颞下回;9. 枕颞外侧回;10. 枕颞内侧回;11. 小脑幕;12. 舌回;13. 直窦;14. 楔叶;15. 顶枕沟;16. 楔前叶

脑组织被大脑镰和小脑幕分隔为三部分。大脑镰两侧是大脑半球的顶叶、颞叶和枕叶,小脑幕下方分为脑干和小脑。侧脑室三角区位于大脑半球内,呈较大的腔隙,随层面向后移则行为侧脑室后角且断面逐渐缩小。侧脑室后角的内侧壁上隆起的结构为禽距,由距状沟前部推顶脑回突入脑室而形成。

顶枕沟首次出现于侧脑室后角的后份层面上,位于大脑半球的内侧面上,其上方为楔前叶,下方是楔叶;随层面后移则逐渐移至大脑半球的上面。顶枕沟的前上方为顶叶,后下方是枕叶,是区分顶叶与枕叶的重要标志。在大脑半球上外侧面上,自上而下为中央后回、顶下小叶、缘上回、颞中回和颞下回及其间的脑沟,中央后回随层面后移则消失,同时顶上小叶出现,缘上回消失后则角回出现。当顶枕沟逐渐移向大脑半球的上面时,颞中、下回相继消失而枕外侧回出现。在大脑半球内侧面上,自上而下为中央旁小叶、扣带沟和扣带回,后部层面的扣带回下方出现扣带回峡和距状沟前部;在顶枕沟出现的层面上,自上而下为楔前叶、顶枕沟、楔叶、距状沟后部和舌回。大脑半球底面自内侧向外侧为海马旁回、侧副沟、枕颞内侧回、枕颞沟和枕颞外侧回,随层面后移则海马旁回消失而舌回出现。

　　小脑位于小脑幕下方的颅后窝内,由两侧小脑半球和中间较细的小脑蚓组成。小脑半球髓质内较大的灰质团块为齿状核,半球内下方膨出的部分为小脑扁桃体,邻接枕骨大孔。脑干由中脑、脑桥和延髓组成,中脑穿过小脑幕切迹,切迹上方有海马旁回和钩相邻。

　　(3) MRI 图像:对照颅脑矢、冠状断层标本,在 MRI 图像上先找出比较典型的层面,如正中矢状面和侧脑室前角首次出现的层面等,以此向左、右或前、后层面与标本对照观察。注意 MRI 图像为重叠影像,且基线、厚度和个体差异,图像并不一定与标本完全对应且一致。

三、脑血管

(一)实验目标

1. 观察颈内动脉的行程及分段,辨认其分支,理解脑血管行程的特点。

2. 观察大脑前动脉的行程及分段,辨认其分支。

3. 查看脉络丛前动脉的行程和后交通动脉与动眼神经的位置关系。

4. 观察大脑中动脉的行程及分段,辨认其分支。

5. 观察椎动脉的行程及分段,对照脑血管造影片辨认其分支,理解脑血管无搏动的原因。

6. 观察基底动脉的行程,辨认其主要分支。

7. 观察大脑后动脉的行程及分段,辨认其分支。

8. 查看大脑动脉环的构成及类型,观察其血管造影或 MRA 表现,理解其临床意义。

9. 观察小脑、间脑、中脑、脑桥和延髓的动脉分布,辨认其主要动脉。

10. 在颅脑横断层面上辨认大脑前、中、后动脉,观察其分布范围。

11. 在颅脑冠状层面上辨认大脑前、中、后动脉,观察其分布范围。

12. 辨认大脑上、中、下静脉,观察其分布形式及特点。

13. 观察大脑内静脉、大脑大静脉和基底静脉的行程及相互关系,查看静脉角的形成并测量其角度。

14. 查看脑底静脉环的位置及构成,比较大脑动脉环和脑底静脉环,理解其作用。

15. 观察颈内动脉和椎动脉的正、侧位血管造影或 DSA 图像,辨认其主要分支。

(二)实验教具

1. 标本

(1) 带脑血管的整脑(血管灌注)。

(2) 带脑血管的脑正中矢状切(血管灌注)。

(3) 颈深部和颅底(示椎动脉和颈内动脉)。

（4）颅脑的横断层面,层厚 10mm。

（5）颅脑的冠状层面,层厚 10mm。

2. 模型

（1）基底核区的血管分布。

（2）大脑浅静脉。

（3）大脑深静脉。

（4）脑底静脉环。

3. 挂图 头颈部深层的血管及神经、大脑半球的动脉、脑和脊髓的血管、脑底的动脉、硬脑膜及硬脑膜窦、颅内外静脉交通及脑的静脉。

4. CT 和 MRI 图像

（1）颈内动脉和椎动脉造影的正、侧位 X 线片。

（2）颅脑的横断层 CT 图像,层厚 5～10mm。

（3）颅脑的横、冠状断层 MRI 图像,层厚 5～10mm。

（三）实验内容

1. 脑的动脉 颈内动脉、大脑前动脉、大脑中动脉、脉络丛前动脉、后交通动脉、前交通动脉、椎动脉、基底动脉、小脑下后动脉、小脑下前动脉、小脑上动脉、脑桥动脉、大脑后动脉和大脑动脉环。

2. 脑的静脉 大脑上静脉、大脑中浅静脉、大脑下静脉、大脑内静脉、大脑大静脉、基底静脉和基底静脉环。

3. 脑血管造影 X 线片 颈内动脉、椎动脉、大脑前动脉、大脑中动脉、脉络丛前动脉、后交通动脉、大脑后动脉、小脑上动脉和脑桥动脉。

4. 颅脑的横、冠状断层 颈内动脉、大脑前动脉、大脑中动脉、椎动脉、基底动脉和大脑后动脉。

（四）实验方法

1. 观察步骤 首先,观察脑血管的整体标本、模型和挂图,使颈内动脉、椎动脉和大脑动脉环等在脑海里形成立体概念。然后,模拟颅脑横断层和冠状断层标本的制作方法,在颅脑横断层和冠状断层标本上辨认颈内动脉、椎动脉和大脑动脉环等,对一些不清楚的结构可采用连续追踪的观察方法,或将横、冠状断层标本叠加起来使其恢复原来的整体状态,对有较大空腔的血管也可用软铁丝穿通来进行辨认。切忌"从断层到断层",仅对一个个层面上结构的形态、位置及毗邻关系进行死记硬背;而要养成"从整体到断层,由断层再返回整体"的断层影像思维模式,重点是器官结构的形态及其位置、毗邻关系的连续性变化规律,以适应不同个体和不同锯切方法的需要。再者,基本掌握脑血管的分布和横、冠状断层标本后,在脑血管造影 X 线片和 CT、MRI 图像上与标本进行对照观察,了解颈内动脉和椎动脉等在影像上的位置、形态及表现,从尸体过渡到活体,实现学习断层解剖的目的,为临床脑血管瘤等的影像定位诊断奠定坚实的基础。

2. 观察方法

（1）颈内动脉系(图 1-3-1):分布于小脑幕以上和顶枕沟以前的大脑半球。

1）血管灌注的整体标本:颈内动脉于甲状软骨上缘高度起自颈总动脉,向上穿颞骨岩部下方的颈动脉管外口,经颈动脉管及其内口进入颅腔,向前经海绵窦弯向上穿出硬脑

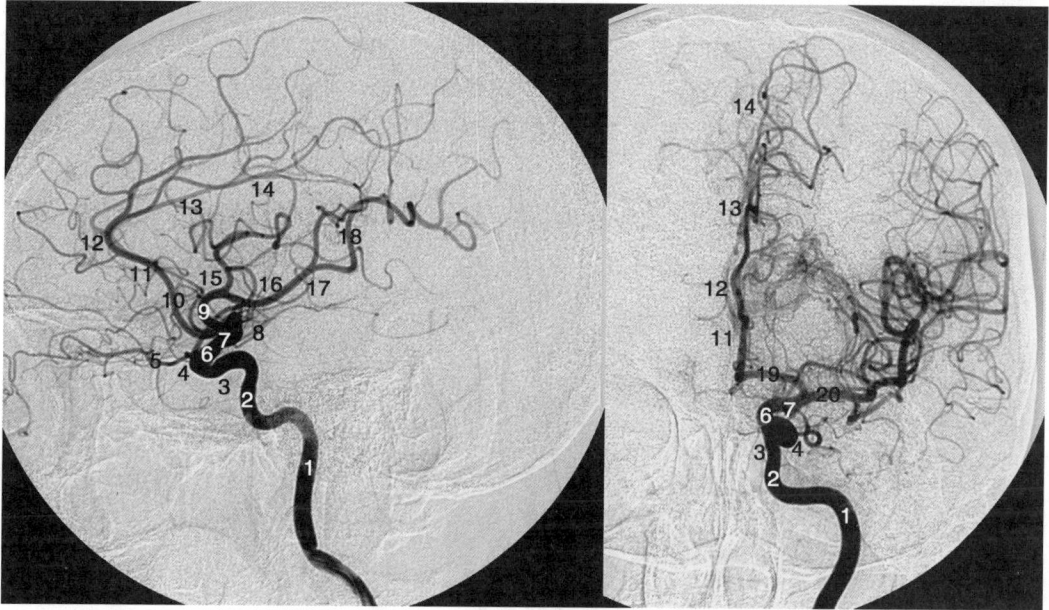

图 1-3-1　颈内动脉系的血管造影

1. 颈内动脉;2. 岩骨段;3. 海绵窦段;4. 膝段;5. 眼动脉;6. 床突上段;7. 颈内动脉终段;8. 脉络丛前动脉;9. 大脑中动脉;10. 大脑前动脉;11. 胼胝体下段;12. 膝段;13. 胼周段;14. 大脑前动脉终段;15. 侧裂段;16. 回旋段;17. 分叉段;18. 大脑中动脉终段;19. 大脑前动脉水平段;20. 大脑中动脉水平段

膜,分出大脑前动脉、脉络丛前动脉和后交通动脉,终末部分延续为大脑中动脉。颈内动脉依据其行程分为 5 段,即岩骨段、海绵窦段、膝段、床突上段和终段,其中海绵窦段、膝段和床突上段组成"C"形的虹吸部。

　　大脑前动脉自颈内动脉分出后走行向内侧,发分支与对侧吻合形成前交通动脉;主干进入大脑纵裂池内,沿胼胝体自前下弯曲行向后上,至顶枕沟前消失。大脑前动脉依据其行程分为水平段、胼胝体下段、膝段、胼周段和终段,各段发出皮质支走行于相应的脑沟内。

　　大脑中动脉为颈内动脉的延续,其向外侧行约 3mm,然后呈"U"形绕过岛叶表面进入大脑半球上外侧面的外侧沟内,至外侧沟末端分叉后延续为角回动脉。大脑中动脉依据其行程分为水平段、回旋段、侧裂段、分叉段和终段,各段发出皮质支分布于岛叶和大脑半球上外侧面。

　　脉络丛前动脉自颈内动脉发出向后行,于海马旁回及钩附近入侧脑室下角。后交通动脉自颈内动脉发出,经蝶鞍和动眼神经上方,水平向后内与大脑后动脉吻合。

　　2)颅脑的横、冠状层面:在颅脑的横断层标本上,大脑前动脉位于大脑镰与大脑半球内侧面之间的大脑纵裂池内,其终段最先出现,依次为胼周段、膝段、胼胝体下段和水平段,且管径逐渐增粗。大脑中动脉的分叉段最先出现于大脑半球上外侧面,随层面下移则外侧沟内出现大脑中动脉的侧裂段和后方细小的终段,较粗的回旋段和水平段相继出现。颈内动脉的终段出现于鞍上池内,随层面下移则其床突上段、膝段、海绵窦段和岩骨段相继出现,于颞骨下方延续为颈内动脉颅外段。

　　在颅脑的冠状断层标本上,大脑纵裂池内的大脑前动脉膝段最先出现,当胼胝体膝消失后则分为上方的颈内动脉胼周段和下方的胼胝体下段,随层面后移则相继出现下方的水平段和上方的终段。大脑中动脉较粗的水平段和岛叶表面的回旋段先出现,其侧裂段、分叉段和终段向后依次出现,分别位于大脑半球外侧沟内和上外侧面。颈内动脉位于脑底的蝶鞍两侧,其弯曲的膝段先出现;随层面后移则相继出现上方的床突上段、终段和下方的海绵窦段、岩骨段。

(2) 椎动脉系(图1-3-2):分布于小脑幕以下的结构和顶枕沟以后的大脑半球。

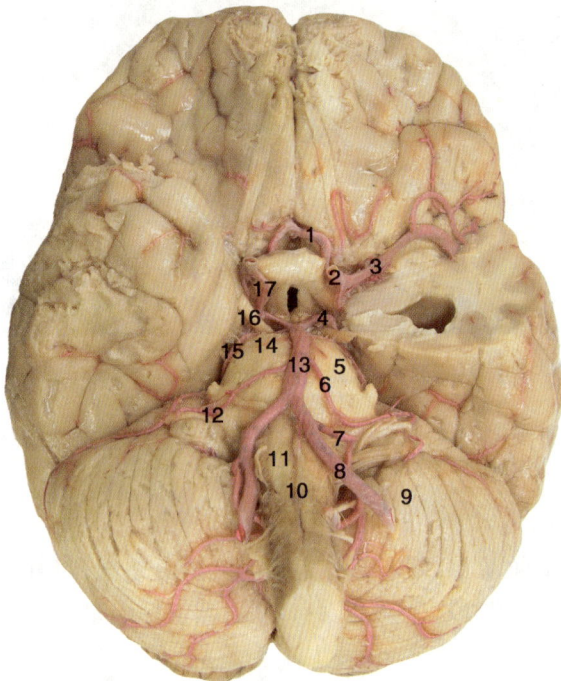

图 1-3-2 椎-基底动脉系

1. 大脑前动脉;2. 颈内动脉;3. 大脑中动脉;4. 大脑后动脉;5. 脑桥;6. 小脑下前动脉;7. 小脑下后动脉;8. 椎动脉;9. 小脑;10. 脊髓前动脉;11. 延髓;12. 迷路动脉;13. 基底动脉;14. 脑桥动脉;15. 小脑上动脉;16. 动眼神经;17. 后交通动脉

1) 血管灌注的整体标本:椎动脉在颈根部发自锁骨下动脉,经第6~1颈椎横突孔上行,经寰椎后方、枕骨大孔入颅腔内,发出小脑下后动脉和脊髓、延髓动脉,于延髓脑桥沟处合成基底动脉。椎动脉依据其行程分为横突孔段、横段、寰椎段、枕骨大孔段和颅内段。

基底动脉由左、右椎动脉合成,沿脑桥基底沟上行至脑桥上缘后分为左、右大脑后动脉。基底动脉的重要分支有小脑下前动脉、小脑上动脉、脑桥动脉和迷路动脉。

大脑后动脉自基底动脉分出后,绕大脑脚向后跨至小脑幕上方,经海马旁回后端入距状沟,分为距状沟动脉和顶枕动脉。大脑后动脉依据其行程分为水平段、纵行段、颞支段和终段,发分支分布于顶枕沟以后的大脑半球。

2) 颅脑的横、冠状层面:在颅脑的横断层面上,大脑后动脉终段最先出现,位于枕叶内侧面与大脑镰之间的大脑纵裂池内,随层面下移则依次出现大脑后动脉颞支段、纵行段和水平段。基底动脉位于小脑幕下方的脑桥基底部前方,居桥池的中份,随层面下移则与延髓前方延池内的左、右椎动脉相连续。

在颅脑的冠状层面上,大脑后动脉的水平段先出现,其位于中脑的前方,随层面后移依次出现大脑后动脉纵行段、颞支段和终段,且动脉管径逐渐变细。基底动脉位于脑桥前方的桥池内,与下方延池内的左、右椎动脉相延续。

（3）大脑动脉环（图 1-3-3）：在血管灌注的脑底标本上，颈内动脉末端向内侧发出大脑前动脉，前交通动脉将两侧的大脑前动脉相连接；颈内动脉末端向后发出后交通动脉，与大脑后动脉相吻合。基底动脉末端向外侧延续为左、右大脑后动脉，与后交通动脉吻合后转向后行。由前交通动脉和两侧大脑前动脉、颈内动脉末端、后交通动脉、大脑后动脉共同吻合成大脑动脉环，环绕于脑底部的视交叉和乳头体周围。大脑动脉环的个体差异较大，注意其管径粗细及吻合形式。

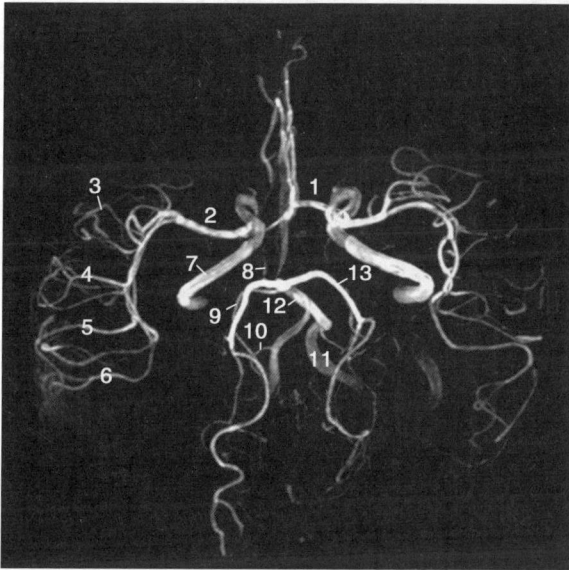

图 1-3-3　大脑动脉环 MRA 成像
1. 大脑前动脉；2. 大脑中动脉；3. 中央前沟动脉；4. 中央沟动脉；5. 中央后沟动脉；6. 角回动脉；7. 颈内动脉；8. 后交通动脉；9. 小脑上动脉；10. 小脑下后动脉；11. 椎动脉；12. 基底动脉；13. 大脑后动脉

（4）基底核区的动脉分布：在基底核区血管的模型上，尾状核呈蝌蚪状，其末端有杏仁体相连；尾状核包绕前方的豆状核和后方的背侧丘脑，其间的白质区为内囊。颈内动脉末端分为大脑前动脉和大脑中动脉，大脑前动脉发中央支即内侧豆纹动脉，分布于壳、尾状核前部和内囊前肢下部；大脑中动脉发中央支即外侧豆纹动脉，分布于尾状核体、豆状核和内囊上部。脉络丛前动脉分布于苍白球和内囊后肢下部，大脑后动脉分出脉络丛后动脉和中央支，分布于背侧丘脑和外侧膝状体。

（5）小脑的动脉：在血管灌注的脑底标本上，小脑下后动脉发自椎动脉，弯曲行向后下，分布于小脑下面的后部；小脑下前动脉发自基底动脉的起始部，分布于小脑下面的前部；小脑上动脉的管径较粗，自基底动脉末端发出，绕大脑脚向后，分布于小脑上面。

（6）脑的静脉：静脉不与动脉伴行，分浅、深静脉。

1）大脑浅静脉（图 1-3-4）：在大脑浅静脉模型或标本上，大脑上静脉位于大脑半球上外侧面的上部，有 8～12 条，向上注入上矢状窦；大脑中浅静脉行于外侧沟内，向上经上吻合静脉注入上矢状窦，向下经下吻合静脉注入横窦；大脑下静脉位于大脑半球上外侧面的下部和底面，有 1～7 条，向前与大脑上静脉吻合注入上矢状窦，向下与基底静脉等吻合。

2）大脑深静脉：在大脑深静脉模型或标本上，大脑内静脉位于第三脑室中线两侧的脉络丛内，左、右大脑内静脉向后汇合成 1 条大脑大静脉；大脑大静脉为短粗的静脉干，在胼胝体后部以锐角自前向后注入直窦。

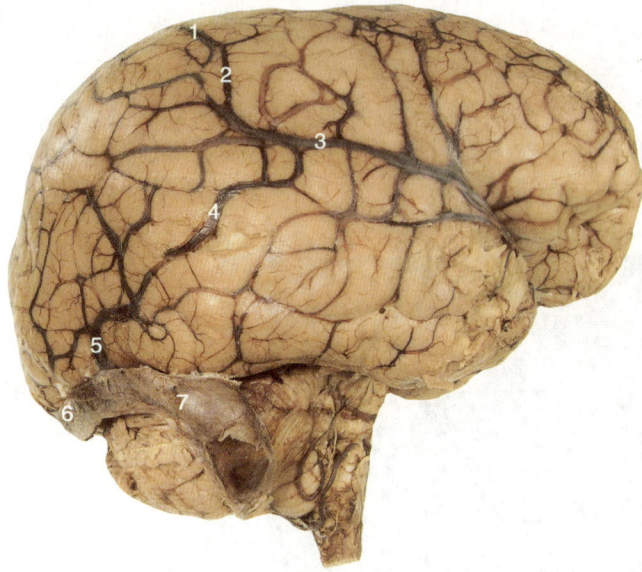

图 1-3-4　大脑浅静脉
1. 大脑上静脉;2. 上吻合静脉;3. 大脑中浅静脉;4. 下吻合静脉;
5. 大脑下静脉;6. 横窦;7. 乙状窦

3）脑底静脉环:在脑底静脉环模型上,前交通静脉连接左、右大脑前静脉,后交通静脉连接左、右大脑脚静脉,两侧基底静脉连接大脑前静脉和大脑脚静脉,共同构成脑底静脉环,脑底静脉环较大脑动脉环偏后,位置深且范围大。

（7）X 线、CT 和 MRI 图像:对照颅脑横、冠状断层标本,在 CT 和 MRI 图像上先找出比较典型的层面,如鞍上池和海绵窦层面等,以此向上、下和前、后层面与标本对照观察。注意 CT 和 MRI 图像为重叠影像,且基线、厚度和个体差异,图像并不一定与标本完全对应且一致。

对照血管灌注标本观察脑血管造影的正、侧位 X 线片,分别观察颈内动脉和椎动脉的行程、分段及主要分支,以理解其在影像上的表现。

（李七渝　周启良　付升旗　张雪君　赵　云　胡慧娟　史宏志）

第二章　颈部

（一）**实验目标**

1. 查看咽旁间隙和咽后间隙的位置、境界及内容,观察此二间隙的关系。

2. 观察口咽的形态及腭扁桃体,查看腭扁桃体与咽旁间隙的关系。

3. 观察腮腺的形态、位置及其穿经结构。

4. 观察下颌下腺的形态、位置及其与下颌舌骨肌、舌下腺的关系。

5. 查看颈动脉鞘的位置及其毗邻,辨认鞘内的结构及其相互关系。

6. 观察会厌前间隙的形态、位置及境界。查看声门旁间隙的位置、形态及境界,观察其与会厌前间隙的关系。

7. 观察喉咽的形态及其两侧的梨状隐窝,查看喉咽与会厌软骨、会厌前间隙的位置关系。

8. 观察舌骨的形态及位置,辨认前、中、后斜角肌,查看斜角肌间隙的境界及通行结构。

9. 观察胸锁乳突肌和颈外静脉的形态、位置关系及其变化,辨认颈外侧浅、深淋巴结。

10. 查看甲状软骨的位置及形态,观察其 CT、MRI 表现。

11. 查看喉咽与喉前庭及杓状会厌襞的位置关系。

12. 观察喉中间腔与喉室的关系,查看喉室的形态。

13. 观察杓状软骨、环状软骨和甲状软骨的位置关系,辨认喉肌。

14. 观察声门下区的形态、位置及其与喉中间腔、气管的关系。

15. 查看甲状腺的位置、形态及其与喉、咽、气管、食管的关系,观察其 CT、MRI 表现。

16. 观察环状软骨板和环状软骨弓的形态。

17. 观察气管和食管颈段的形态及周围位置关系。

18. 辨认颈根部的纵、横行结构,查看颈根部的结构配布。

（二）**实验教具**

1. 标本

（1）颈部连续横断层,层厚 10mm。

（2）游离的喉和甲状腺(整体、正中矢状切和后正中线切开)。

（3）寰枢关节(带软组织)。

（4）颈部正中矢状断层。

2. 模型

（1）颈部正中矢状断层(显示喉腔)。

（2）喉软骨及其连结。

3. 挂图 咽腔(后面观)、喉的软骨及韧带、喉腔及声带、喉内腔及喉口、颈深筋膜;甲状腺及其周围结构(前、后面观);颈部冠状断层模式图、颈部正中矢状断层;颈部的血管及神经、颈根部局部解剖。

4. CT 和 MRI 图像

(1) 颈部的横断层 CT 图像,层厚 5～10mm。

(2) 颈部的横断层 MRI 图像,层厚 5～10mm。

(三) 实验内容

1. 颈浅层结构 颈外静脉、颈前静脉和颈外侧浅淋巴结。

2. 咽 口咽、喉咽、腭扁桃体和梨状隐窝。

3. 喉 甲状软骨、环状软骨、杓状软骨、会厌软骨、喉前庭、喉中间腔、喉室、声门下腔、杓会厌襞、喉肌、声门旁间隙和会厌前间隙。

4. 颈动脉鞘 颈内动脉、颈内静脉、颈总动脉、后 4 对脑神经和颈外侧深淋巴结。

5. 颈筋膜间隙 咽旁间隙和咽后间隙。

6. 腺体 腮腺、下颌下腺和甲状腺。

7. 颈部骨骼肌 头长肌、颈长肌、前斜角肌、中斜角肌、后斜角肌和胸锁乳突肌。

8. 颈根部 锁骨下动脉、锁骨下静脉、椎动脉、椎静脉、胸膜顶和胸导管。

(四) 实验方法

1. 观察步骤 首先,结合模型和挂图,观察颈部的大体解剖标本,对喉、甲状腺和颈筋膜间隙等结构有整体认识。然后,模拟横断层标本的制作方法,在颈部横断层标本上辨认喉腔、喉内间隙和颈筋膜间隙等,对一些不清楚的结构可采用连续跟踪的观察方法,要养成"从整体到断层,由断层再返回整体"的断层影像思维模式,重点是器官、结构的形态及其位置、毗邻关系的连续性变化规律,以适应不同个体和不同锯切方法的需要。在基本掌握喉、甲状腺和颈筋膜间隙等的横断层标本的基础上,最后在 CT 和 MRI 图像上与断层标本进行对照观察,了解喉、甲状腺和颈筋膜间隙等器官结构在影像上的位置、形态及表现,这样,从尸体过渡到活体,实现学习断层解剖的目的,为临床影像的定位诊断奠定坚实基础。

2. 观察方法

(1) 颈部横断层的分部大体观察:颈部的横断层以甲状软骨上缘和第 4 颈椎体下缘为界分为上颈部和下颈部。上颈部主要特征是颈部前方有颌面结构;下颈部主要特征是有喉和甲状腺等重要器官结构。

(2) 上颈部的横断层面(图 2-1-1):一般 6～7 个层面,此部分主要是观察口咽及其周围筋膜间隙和颈动脉鞘内的结构,为临床咽旁间隙病变等的影像定位诊断提供解剖学依据。上颈部横断层面的结构自前向后可分为前、中、后三部分,前部为口腔(或口底)和颌面结构,中部为口咽和颈筋膜间隙及其内结构,后部是脊柱和项区的软组织。

1) 横断层面前部:下颌骨呈"U"形,其内有舌及其下方的颏舌肌、舌下腺等。后部以脊柱为支柱,其后方有胸锁乳突肌等软组织;脊柱由椎骨和椎间盘等连结而成,其中寰椎前弓后面的关节凹与枢椎齿突形成寰枢正中关节,关节后方有寰椎横韧带连结于两侧寰椎侧块之间,与后方的椎管相分隔,可防止枢椎齿突后移而压迫脊髓。

2) 横断层面中部:有较大腔隙的口咽,其向两侧延伸处缩窄;在咽峡层面的口咽两侧壁上有腭扁桃体,一般出现在 2～3 个层面,其个体差异较大。咽旁间隙居口咽的后外侧,位于

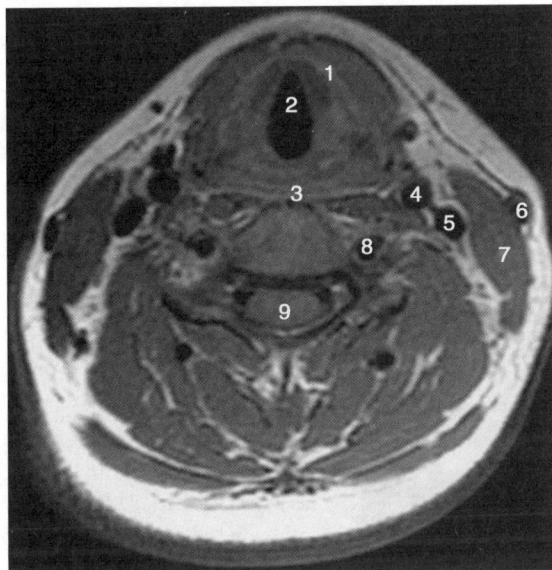

图 2-1-1　经甲状软骨下缘横断层面
1. 甲状软骨；2. 声门裂；3. 咽后间隙；4. 颈总动脉；
5. 颈内静脉；6. 颈外静脉；7. 胸锁乳突肌；8. 椎动脉；9. 脊髓

咽侧壁、腮腺和脊柱之间，自颅底至舌骨层面消失。咽旁间隙为较大的疏松结缔组织区域，以上方的茎突及其下方的茎突咽肌、茎突舌骨肌分为咽旁前间隙和咽旁后间隙。咽旁后间隙内有颈筋膜包绕血管、神经形成的颈动脉鞘通过，鞘周围有颈外侧深淋巴结分布。颈动脉鞘内的颈内静脉较粗大，居内侧；外侧为较细小的颈内动脉，两者之间的后方是细小的迷走神经。咽旁前间隙较小，隔咽侧壁与腭扁桃体相邻。

3）咽后壁与脊柱之间为咽后间隙，呈横位裂隙状，内有咽后淋巴结；咽后间隙与两侧的咽旁间隙相通。腭扁桃体下部层面上咽的前外侧，下颌下腺出现于下颌骨的内侧，其深面为纵形的舌骨舌肌；下颌下腺以下颌舌骨肌后缘为标志分为浅、深两部，深部向前伸入下颌舌骨肌与舌骨舌肌之间，周围的间隙与其前方舌下腺周围的间隙相通。

（3）下颈部的横断层面（图 2-1-2）：一般为 7～8 个层面，此部分主要是辨认喉的结构和甲状腺、颈筋膜间隙和颈动脉鞘，为临床喉癌等的影像定位诊断提供形态基础。下颈部横断层面以环状软骨弓为界可分为上、下两段，上段主要有喉；下段主要有气管、食管、颈动脉鞘和颈根部结构。下颈部的横断层面以椎前筋膜和咽后间隙为界分为前、后两部分，前部是内脏格，后部是支持格，两格之间的左、右侧是血管格。

1）下颈部横断层面的上段为颈部最重要层面，此段前方的内脏格为喉。构成喉的会厌软骨最先出现于舌骨层面，会厌软骨位于"U"形舌骨的后方，其与舌骨之间为充满脂肪组织的会厌前间隙；会厌软骨后方为由口咽延续而成的喉咽。随层面下移则会厌软骨消失，"八"形或倒"V"形的甲状软骨出现；其内的上部腔隙为喉前庭，向后经杓会厌襞形成的喉口通喉咽。喉咽呈横位的腔隙，其两侧狭窄处为梨状隐窝。甲状软骨内的下部腔隙为喉中间腔，腔的后外侧出现杓状软骨，腔外侧的脂肪组织区域为声门旁间隙，杓状软骨和声门旁间隙均位于甲状软骨板的内侧。甲状软骨板内侧有纵形的甲杓肌，杓状软骨后方有横行的杓横肌和裂隙状的喉咽。甲状软骨板消失后，环状软骨板和环状软骨弓相继出现，其内较大的腔隙为声门下腔。环状软骨为喉和气管软骨中唯一的环形结构，对喉和气管具有支撑作用。

甲状腺侧叶首次出现于甲状软骨中份的外侧，呈楔形，随层面下移则甲状腺侧叶的断面逐渐增大，位于环状软骨和气管软骨环的外侧。喉咽后壁与脊柱之间为裂隙状的咽后间隙，其向下于环状软骨下缘层面与食管后方的食管后间隙相延续。

两侧血管格内有颈动脉鞘，鞘周围有颈外侧深淋巴结分布；鞘内结构为内侧的颈内静脉、外侧的颈总动脉和两者之间后方的迷走神经。颈总动脉一般于甲状软骨上缘层面分

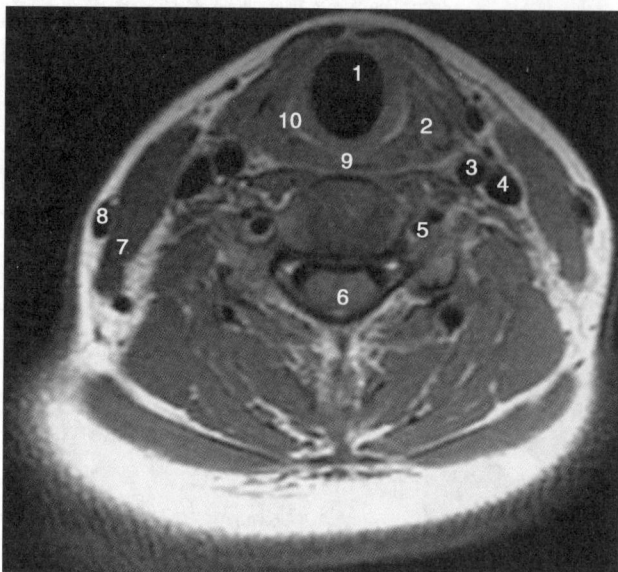

图 2-1-2　经环状软骨横断层
1. 声门下腔；2. 甲状腺；
3. 颈总动脉；4. 颈内静脉；
5. 椎动脉；6. 脊髓；7. 胸锁
乳突肌；8. 颈外静脉；9. 咽
后间隙；10. 环状软骨

为颈内、外动脉，分叉处的颈内动脉稍膨大称颈动脉窦，为压力感受器；由于个体差异，颈总动脉分叉处可高于或低于甲状软骨上缘层面。

后方支持格内为脊柱及其前方的颈长肌、外侧的斜角肌和胸锁乳突肌等，胸锁乳突肌随层面下移而逐渐移向前内侧，其外侧的颈外静脉及其周围的颈外侧浅淋巴结，由于胸锁乳突肌的前移而逐渐位居其后方。

2）下颈部横断层面下段：内脏格内，有近似圆形的气管和其后方塌扁的食管，食管后方与脊柱之间为食管后间隙，与上段层面的咽后间隙相延续，向下随食管至胸部。上方层面的气管环前方有甲状腺峡，其与气管、食管外侧的甲状腺侧叶相延续；随层面下移则甲状腺峡和侧叶相继消失，颈动脉鞘与气管、食管直接相邻。

前斜角肌位于椎骨的前外侧，其后方有中斜角肌和后斜角肌，前、中斜角肌间形成斜角肌间隙，内有臂丛及其前下方的锁骨下动脉通过。

颈根部层面为颈、胸交界处区域，此层面上胸膜顶和肺尖已出现，其前内侧有纵、横行的血管走行。锁骨下动、静脉横行经过锁骨与肺尖之间，颈总动脉、颈内静脉和椎动、静脉因纵向走行其断面均呈圆形。前斜角肌为颈根部的中心标志，以此为标志来确认血管、神经的位置关系。

（4）CT 和 MRI 图像：对照颈部横断层标本，在 CT 和 MRI 图像上先找出比较典型的层面，如甲状软骨板和环状软骨弓等，以此向上、下层面与标本对应观察。注意标本与 CT 和 MRI 图像并不会完全一致。首先，CT 和 MRI 图像是层面的重叠影像，而标本仅为层面的表面形态，只有当标本极薄时才能与相同厚度的影像图像基本相符。其次，由于 CT、MRI 图像与标本并不是同一个体，存在着个体差异。再者，由于 CT、MRI 图像的成像基线与标本的锯切基线不尽相同且存在误差，即使是同一个体的图像与标本也不一定完全相符。因此断层标本的观察重点是掌握器官、结构的形态、位置及毗邻关系的连续性变化规律，以断层标本的"不变"应 CT、MRI 图像的"万变"。

（陈忠恒　刘宝全　袁　飞）

第三章 胸部

一、纵隔的断层和影像解剖

（一）实验目标

1. 辨认头臂干、左颈总动脉、左锁骨下动脉和左、右头臂静脉，观察其在横、冠、矢状层面上的断层表现。

2. 观察上腔静脉、奇静脉弓、主动脉弓、气管、食管的位置及毗邻关系和横、冠、矢状层面上的断层表现。

3. 查看主动脉肺动脉窗的位置及其内容，观察主动脉肺动脉窗的 CT、MRI 表现。

4. 观察左、右主支气管和左、右肺动脉的走行、分支及其毗邻关系。

5. 辨认纵隔前淋巴结、气管旁淋巴结、气管支气管淋巴结、支气管肺淋巴结、隆嵴下淋巴结和纵隔后淋巴结的位置及其配布。

6. 查看血管前间隙、气管前间隙、气管后间隙、气管权下间隙的位置、形态和内容及其在横、冠、矢状层面上的断层表现。

7. 观察人字形肺动脉干和左、右肺动脉在横断层面上的配布规律。

8. 查看心包横窦和心包斜窦的位置、形态，观察心包腔及心包上隐窝的形态和心包上隐窝的延伸。

9. 查看左、右心房及心耳的位置、形态及其在横、冠、矢状层面上的断层表现。

10. 观察上腔静脉、下腔静脉、冠状窦注入右心房和左、右肺静脉注入左心房的位置。

11. 查看左、右冠状动脉的起始、行程、分支及其与心大、中、小静脉的关系。

12. 查看左、右心室和左、右心房的位置关系、室壁厚度及形态，比较心腔在 CT 与 MRI 图像上的差异。

13. 查看室间隔和房间隔的位置、形态及其分隔的心腔；观察冠状窦的形态、位置及注入部位。

14. 辨认奇静脉、胸导管、食管、胸主动脉、半奇静脉和副半奇静脉，观察其行程及毗邻关系。

（二）实验教具

1. 标本

（1）纵隔前面观标本。

（2）纵隔左、右侧面观标本。

（3）胸部连续横断层、冠状断层、矢状断层标本，层厚 10mm。

2. 模型

（1）纵隔前面观模型。

（2）纵隔左、右侧面观模型。

3. 挂图

（1）纵隔前面观。

（2）纵隔左、右侧面观。

4. CT 和 MRI 图像

（1）胸部连续横断层 CT 图像（纵隔窗），层厚 5～10mm。

（2）胸部连续横断层 MRI 图像，层厚 5～10mm。

（三）实验内容

1. 上纵隔结构 胸腺、左、右头臂静脉、头臂干、左颈总动脉、左锁骨下动脉、气管、食管、膈神经、迷走神经、喉返神经和胸交感干等。

2. 前纵隔结构 纵隔前淋巴结和胸腺等。

3. 中纵隔结构 心外形、心腔结构、心包、心包横窦和心包斜窦；上下腔静脉、冠状窦和左右肺静脉等入心血管；肺动脉、升主动脉等出心血管。

4. 后纵隔结构 胸主动脉、食管、奇静脉、半奇静脉、副半奇静脉、胸导管、迷走神经、胸交感干和内脏大、小神经等。

5. 纵隔间隙 血管前间隙、气管前、后间隙、气管杈下间隙、主动脉肺动脉窗。

6. 纵隔淋巴结 ATS（American Thoracic Society，美国胸腔协会）图。

（四）实验方法

1. 观察步骤 首先，观察纵隔整体标本、模型和挂图，从前面观了解纵隔的分区，观察上纵隔的位置和内容以及各器官结构的毗邻关系；分别观察前、中、后纵隔的位置和内容以及各器官结构的毗邻关系。从纵隔左右侧面观察纵隔结构的位置、走向及其毗邻关系。然后，观察胸部连续横断层标本，主要观察纵隔器官结构在横断层的位置、形态、毗邻关系及其变化规律。最后，观察胸部连续横断层 CT（纵隔窗）和 MRI 图像，观察纵隔器官结构的位置、形态、毗邻关系及其变化规律。

2. 观察方法

（1）纵隔的横断层

1）纵隔横断层的分部：纵隔的横断层面以主动脉肺动脉窗和肺动脉口可分为上、中、下部，上部为主动脉肺动脉窗以上的层面，主要特征是以纵行管道为主，结构较少；中部为主动脉肺动脉窗与肺动脉口之间的层面，主要特征是粗大的上腔静脉、升主动脉和肺动脉干自右侧向左侧依次排列，结构多且配布复杂；下部为肺动脉口以下的层面，主要特征是以心腔为主，结构相对较少。

2）纵隔上部的横断层面：主要是辨认空腔管道和淋巴结，观察纵隔间隙的形态、位置及其内容，为临床纵隔淋巴结肿大等的影像定位诊断提供解剖学依据。纵隔上部的横断层面自前向后可分为 5 层，即胸腺层、静脉层、动脉层、气管层和食管层，每层内除有相应器官结构外，还有淋巴结、神经等（图 3-1-1）。

胸腺层位于胸骨与大血管之间，主要为血管前间隙及其内的胸腺、纵隔前淋巴结。胸腺呈不对称性，青少年的胸腺相对较大，中年以后逐渐被结缔组织所替代，在横断层面上仅能观察到较小的结缔组织。血管前间隙并非真正的腔隙，在 CT 图像上是位于大血管前方与胸骨之间的低密度区，由脂肪组织和结缔组织等构成。纵隔前淋巴结较小且分散，不

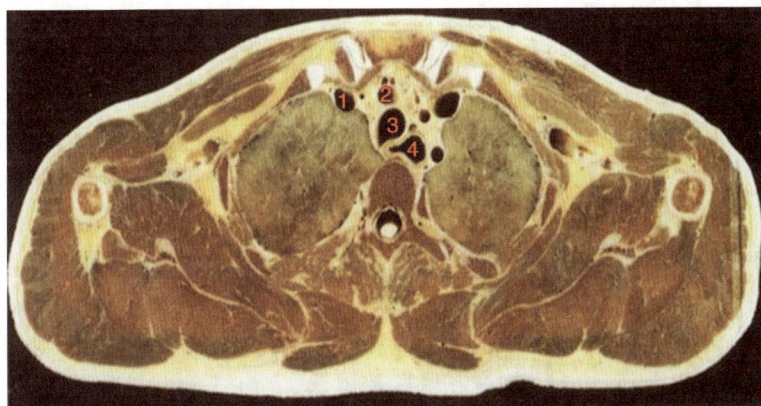

（1）

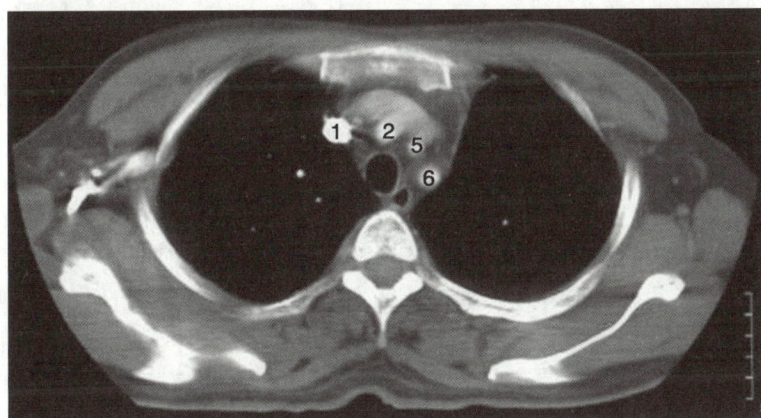

（2）

图 3-1-1　经主动脉弓上份的横断层面
（1）实物图；（2）CT 图像（纵隔窗）
1. 上腔静脉；2. 头臂干；3. 气管；4. 食管；5. 左颈总动脉；6. 左锁骨下动脉

易观察到。

　　静脉层由左、右头臂静脉及其向下汇合成的上腔静脉组成，随层面下移则左、右头臂静脉均向中线靠近，但右头臂静脉的移动较小；左头臂静脉向下斜行逐渐越过中线，与右头臂静脉汇合成粗大的上腔静脉，在中线的稍右侧下行并注入右心房。

　　动脉层为主动脉弓凸侧发出的三大分支和主动脉弓及其起止端，左迷走神经和左膈神经也位于此层内。主动脉弓层面以上的三大分支呈弧形排列，自右前向左后为头臂干、左颈总动脉和左锁骨下动脉；头臂干位于中线的右侧，与左颈总动脉的距离较远，随层面下移则逐渐靠近中线。主动脉弓呈"腊肠样"，自右前斜向左后，向下分为前方的升主动脉和后方的胸主动脉。

　　气管层主要是气管及其向下延续的气管杈，气管旁淋巴结和气管支气管淋巴结分布于气管、气管杈周围。主动脉弓以上的气管食管沟内有左喉返神经上行。

　　食管层主要有食管、胸导管、副半奇静脉、奇静脉、纵隔后淋巴结和食管周围的迷走神经等。食管沿脊柱前方下行，周围有食管旁淋巴结；胸导管位于食管的左后方，并与之相伴行。奇静脉出现于主动脉弓以下层面上，位于食管的右后方，其向上走行形成奇静脉弓,自后向前越过右肺根汇入上腔静脉。

纵隔间隙是 CT 图像上的低密度区,为脂肪组织、结缔组织和淋巴结等充填于器官之间的区域。气管前间隙为气管前方与大血管之间的三角形区域,向下至气管杈与气管杈下间隙相延续;气管后间隙位于气管后方与脊柱之间,内有食管等结构,其与下方的后纵隔间隙相延续;主动脉肺动脉窗是主动脉弓下方与肺动脉之间的疏松结缔组织区域,其前方为升主动脉及主动脉弓的起始端,后方是胸主动脉及主动脉弓的末端,内有动脉韧带(或动脉导管)、淋巴结和左喉返神经等。

3)纵隔中部的横断层面:主要辨认与纵隔相连的出入肺门的管道和纵隔间隙、淋巴结、心包上隐窝,为临床肺部病变后淋巴结转移等的影像定位诊断提供形态学基础。纵隔中部层面的结构可依据前、中、后纵隔来观察及辨认,大血管前方与胸骨之间为前纵隔,内有胸腺等。上腔静脉、升主动脉和肺动脉干及其分支位于中纵隔前份,且自右侧向左侧排列;中纵隔后份的结构主要为左、右主支气管及其分支和左、右上肺静脉注入左心房处。后纵隔内主要是食管、胸主动脉和奇静脉等纵行结构(图 3-1-2)。

前纵隔的大血管前方为血管前间隙,内有脂肪组织和部分胸腺或致密结缔组织。纵隔前淋巴结的数目较多,但体积较小、分散,不易观察到。

中纵隔前份内的管道较粗大,自右侧向左侧为上腔静脉、升主动脉和肺动脉干,肺动脉干向后发出左、右肺动脉。左肺动脉较右肺动脉短且出现的层面稍高,右肺动脉经升主动脉和上腔静脉的后方斜行进入肺门,在上腔静脉后方发出右肺上叶动脉,其斜向右上方进入右肺门。人字形的肺动脉干、左肺动脉和右肺动脉是纵隔横断层的典型结构。中纵隔后份内的左、右主支气管随层面下移则逐渐远离中线且延伸至肺门,其管径逐渐变细;右主支气管发出右肺上叶支气管后移行为中间支气管。左主支气管和中间支气管分别位于肺门处的左、右上肺静脉后方,分为上、下叶支气管和中、下叶支气管进入肺内。左、右上肺静脉出现于人字形肺动脉末端的勾绕处,随层面下移则逐渐增粗且向后内侧靠拢,经左、右主支气管和中间支气管的前方,向内侧注入左心房。

后纵隔内主要为纵行结构,自右侧向左侧为奇静脉、食管和胸主动脉;胸导管较细小,位于食管与脊柱之间的偏右侧;半奇静脉位于胸主动脉的后方,食管周围有迷走神经和食管旁淋巴结。

气管杈下间隙位于气管杈的下方,随左、右主支气管的分离而逐渐增大,至左心房出现时消失,内有隆嵴下淋巴结。心包上隐窝位于升主动脉周围,为心包腔沿升主动脉向上的延伸,可伸至主动脉弓凸侧的头臂干起始处,在横断层面上可呈新月形、半环形和裂隙状等。

4)纵隔下部的横断层面:主要观察各心腔的位置关系及其内的结构,为先天性心脏病等的超声和 MRI 影像定位诊断提供形态学依据。纵隔下部层面的结构也可依据前、中、后纵隔来分别观察和辨认,心包前壁与胸骨之间为前纵隔,较狭窄,仅有少量脂肪组织;中纵隔主要是心、心包及心包腔;后纵隔内有奇静脉、食管和胸主动脉等纵行结构。

中纵隔的心呈空腔状,左、右心房均先出现腔面粗糙的心耳,随层面下移则为壁薄、腔光滑的固有心房。右心房位于心的右侧,呈前后稍长的椭圆形;左心房位于心的后部,呈横行的不规则状;左、右心房之间有自右后斜向左前的房间隔相分隔。右心室较左心室先出现,位于心的右前方,室壁较心房厚,介于心房与左心室壁之间。右心室的流出道较光滑,腔较小;流入道的腔面粗糙,并有右房室口的开口,房室口处有附着的三尖瓣,且伸向心室。左心室位于心的左侧,室壁较心腔先出现,其上部层面的心腔断面较小,腔壁光滑,

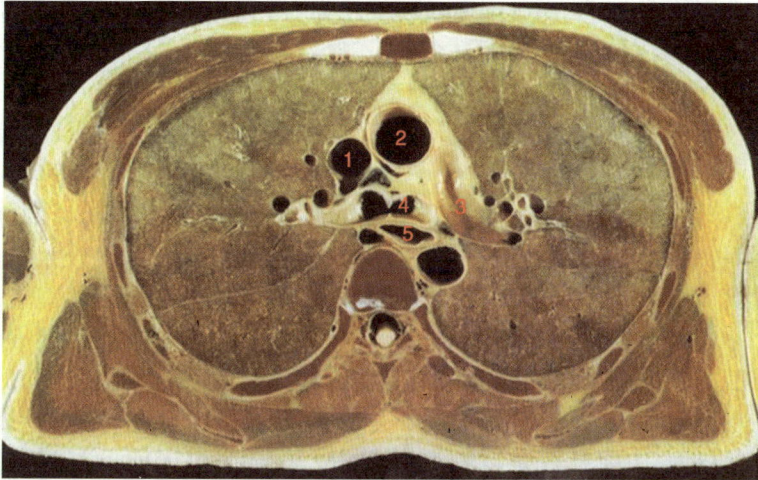

（1）

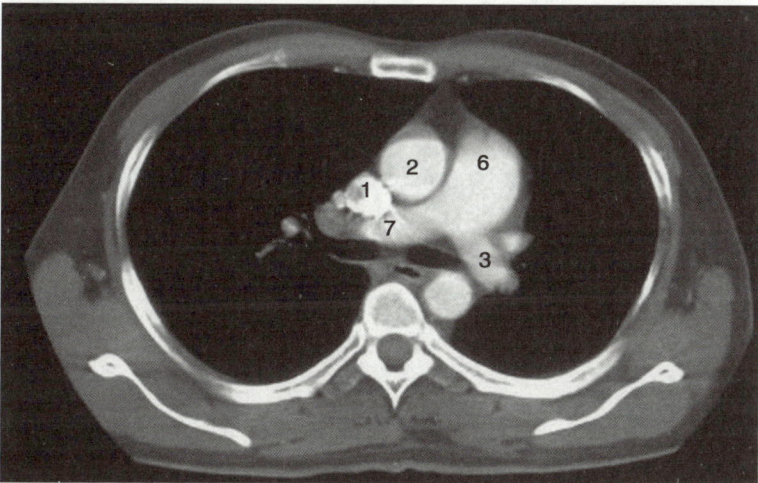

（2）

图 3-1-2　经肺动脉权的横断层面
（1）实物图；（2）CT 图像（纵隔窗）
1. 上腔静脉；2. 升主动脉；3. 左肺动脉；4. 左主支气管；5. 食管；6. 肺动脉干；7. 右肺动脉

为左心室的流出道；其下部层面的心腔断面稍增大，室壁粗糙且有肉柱附着，左房室口处附着有伸向左心室的二尖瓣。左、右心室之间为室间隔，室间隔分为肌部和膜部，斜行的肌部分隔左、右心室，膜部又分为分隔左、右心室的室间部和分隔右心房与左心室的房室部。心包较薄，心包后壁与左心房后壁之间的横行裂隙为心包斜窦。

心包后壁与脊柱之间为后纵隔间隙，有后纵隔内的纵行管道。胸主动脉和奇静脉分别位于脊柱的左、右侧，两者之间的前方为食管。奇静脉与胸主动脉之间有胸导管，胸主动脉的后方为半奇静脉，食管周围有迷走神经和后纵隔的食管旁淋巴结。

（2）纵隔的冠状断层：纵隔的冠状层面以心后缘为界分为前、后部。前部为心后缘以前的层面，主要特征是以心及其内的心腔为主。纵隔内的右心室腔先出现，其内腔凹凸不平，有隆起的乳头肌等附着。随层面后移则出现左心室腔和较光滑的右心室流出道，以及位于右心室右侧的右心耳。左心室壁较厚,约为右心室壁厚度的 3 倍。随层面后移则出现右心房及与心室、右心房相连的升主动脉、肺动脉干和上、下腔静脉。当左心室消失时则左心房出现,在左心房上方有左、右肺动脉和气管、食管、主动脉弓的断面,随层面后移则出现气管杈及其左、右主支气管等。后部为心后缘以后的层面,主要特征是以纵行的血管和胸主动脉为主。胸主动脉和食管分别位于中线的左、右侧,随层面后移则在食管后方出现纵行的胸导管、奇静脉,在胸主动脉的后方出现半奇静脉和副半奇静脉。

（3）纵隔的矢状断层:纵隔的矢状层面以纵行的胸主动脉为界分为左、右侧部。左侧部为胸主动脉及其以左的层面,主要特征是以左、右心室为主。左心室先出现,随层面右移则在左心室的前下方出现右心室和前方出现肺动脉干,左心室壁明显厚于右心室壁。在胸主动脉层面上,左心室逐渐消失,在胸主动脉前方出现左心房,在左心房前上方的主动脉口经升主动脉与主动脉弓相连通,右心室经其流出道与肺动脉干相连通。右侧部为胸主动脉以右的层面,主要特征是以右心房为主。右心房位于前下方,其后上方为左心房,上方为升主动脉及其相连的主动脉弓和气管。随层面右移则升主动脉消失,与右心房相连通的上腔静脉出现,其后方的左心房则逐渐缩小至右肺上、下静脉入口处。下腔静脉位于脊柱的前方,向上与右心房相连通。

（4）X 线、CT 和 MRI 图像:对照胸部纵隔的横、冠、矢状断层标本,在 CT、MRI 图像上先找到比较典型的层面,如主动脉弓、四心腔等,以此向上下、前后和左右层面与标本进行对照观察。对照整体纵隔标本观察胸部正位 X 线片,分别辨认纵隔及其两侧的结构。

二、肺与胸膜的断层和影像解剖

（一）实验目标

1. 辨认肺上叶前段支气管、后段支气管、尖段支气管和尖后段支气管,观察其在横、冠、矢状层面上的断层表现。

2. 辨认肺上叶前段静脉、后段静脉、尖段静脉和尖后段静脉,划分肺上叶的肺段,即前段、后段、尖段和前段、尖后段。

3. 观察右肺尖段和左肺尖后段的形态、范围及其在横断层面上消失的标志性结构。

4. 观察奇静脉弓与右肺门和主动脉弓与左肺门的位置关系。

5. 辨认右主支气管、右肺上叶支气管、中间支气管、右肺中叶支气管、右肺下叶支气管和左主支气管、左肺上叶支气管、左肺下叶支气管。

6. 观察左、右肺斜裂和右肺水平裂的形态及位置变化,观察其 CT、MRI 表现。

7. 辨认右肺动脉、右肺上叶动脉、叶间动脉、右肺中叶动脉、右肺下叶动脉和左肺动脉、尖段动脉、后段动脉、前段动脉、舌动脉干、左肺下叶动脉。

8. 查看左、右肺门结构的排列关系,观察其 CT、MRI 表现。

9. 查看左、右上肺静脉的位置及其注入左心房处,观察左、右下肺静脉出现的层面及注入左心房处。

10. 辨认右肺中叶的外侧段支气管、动脉、静脉和内侧段支气管、动脉、静脉,划分右肺中叶的外侧段与内侧段。

11. 辨认肺下叶上段支气管、动脉、静脉,划分肺下叶的上段与各底段。

12. 辨认上舌段支气管、动脉、静脉和下舌段支气管、动脉、静脉,划分左肺上叶的前段与上舌段和上舌段与下舌段。

13. 辨认内侧底段支气管、前底段支气管、外侧底段支气管、后底段支气管、内侧前底段支气管和内侧底段动脉、前底段动脉、外侧底段动脉、后底段动脉、内侧前底段动脉。

14. 辨认右肺的底段总静脉、底段上静脉、底段下静脉和左肺的后底段静脉、外侧底段静脉、内侧前底段静脉,划分内侧底段、前底段、外侧底段、后底段和内侧前底段。

15. 查看肺韧带的位置、形态及肺韧带淋巴结,观察其在横、冠、矢状层面上的断层表现。

16. 观察奇静脉食管隐窝的形态、位置及形成,观察其在横、冠、矢状层面上的断层表现。

17. 查看肋膈隐窝的形态,探查其深度及其与周围脏器的关系,观察肋膈隐窝的 CT、MRI 表现。

（二）实验教具

1. 标本

（1）胸腔前面观标本。

（2）游离左右肺标本。

（3）胸部连续横断层标本,层厚 10mm。

2. 模型

（1）左右肺模型。

（2）支气管树模型。

3. 挂图

（1）肺和肺段。

（2）支气管树。

（3）肺动脉及分支。

（4）肺静脉及属支。

（5）肺内管道(肺动脉和支气管)。

（6）胸膜和肺体表投影。

4. CT 和 MRI 图像

（1）胸部连续横断层 CT 图像(肺窗),层厚 5～10mm。

（2）胸部连续横断层 MRI 图像,层厚 5～10mm。

（三）实验内容

1. 右肺上叶尖段、前段和后段以及尖段、前段和后段动脉、支气管和静脉等。

2. 右肺中叶内侧和外侧段以及内外侧段动脉、支气管和静脉等。

3. 右肺下叶上段、内、前、外和后底段以及上段、内、前、外和后底段动脉、支气管和静脉等。

4. 左肺上叶尖后段和前段以及尖后段和前段动脉、支气管和静脉;上、下舌段以及上、下舌段动脉、支气管和静脉等。

5. 左肺下叶上段、内前、外和后底段以及上段、内前、外和后底段动脉、支气管和静脉等。

6. 胸膜和胸膜腔、肋膈隐窝。

（四）实验方法

1. 观察步骤　首先,观察肺和胸膜的整体标本、模型和挂图,观察肺的位置、分叶和分段;观察气管、左右主支气管、叶支气管和段支气管;观察肺动脉干、左右肺动脉、肺叶动脉和肺段动脉;观察左右上下肺静脉、肺叶静脉和肺段静脉。最后,观察胸部连续横断层

CT(肺窗)和 MRI 图像,观察肺段和肺内管道的位置、形态、毗邻关系及其变化规律。

2. 观察方法

(1) 肺和胸膜的横断层

1) 肺横断层的分部:肺的横断层面以肺门为界分为上、中、下部。上部为肺门以上的层面,主要特征是肺内管道较少,仅为左、右肺的上叶,肺段少;中部为肺门所在的层面,主要特征是肺门处管道多且配布复杂,右肺上、中、下叶和左肺上、下叶同时出现,肺段变化大;下部为肺门以下的层面,主要特征是肺下叶的管道相对较多,右肺中、下叶和左肺上、下叶同时存在,肺段相对固定。

2) 肺上部的横断层面:主要是辨认肺内管道,以肺静脉的段间支为标志划分肺段,为临床肺结核空洞等的影像定位诊断提供解剖学依据。肺上部的横断层面以纵隔内的标志性结构和肺段的配布又可分为上、下段,主动脉弓以上的层面为上段,主动脉弓所在层面及主动脉肺动脉窗层面(左侧)为下段。

主动脉弓以上层面的肺组织仅为尖段(右侧)和尖后段(左侧),肺内管道较少;右肺内有尖段支气管、动脉相伴行和散在的尖段静脉,左肺内有尖后段支气管、动脉相伴行和散在的尖后段静脉。

主动脉弓所在层面的肺内管道稍增粗,右肺尖段缩小且紧邻肺的纵隔面,后段和前段出现;左肺出现前段。右肺内有伴行的前段支气管、动脉和后段支气管、动脉,靠近纵隔面的肺组织内管道较多,尖段支气管、动脉伴行且紧靠纵隔面,其前方有散在的尖段静脉;后段静脉位于尖段支气管、动脉的后外侧。尖段静脉与后段静脉连成弧形线分开内侧的尖段与外侧的前、后段,自后段静脉长轴至肺胸肋面的延长线分开前段与后段。主动脉弓是右肺尖段消失和前、后段出现的标志。左肺内有伴行的前段支气管、动脉和尖后段支气管、动脉,两者之间有散在的尖后段静脉,自尖后段静脉长轴至肺胸肋面的延长线分开其前段与尖后段。主动脉弓是左肺前段出现的标志,当主动脉弓出现时,左肺前段和右肺前、后段也随之出现。主动脉肺动脉窗层面的左肺内出现斜裂和较小的左肺下叶上段。

3) 肺中部的横断层面:主要辨认肺门结构和肺内较粗的管道,以肺静脉的段间支为标志划分肺段,为临床肺门处肿瘤等的影像定位诊断提供形态学基础。肺中部的横断层面以肺门处的左、右肺动脉和肺段的配布为标志分为上、下段,肺动脉及其以上的层面为上段,主要是左、右肺上叶和下叶上段;肺动脉以下的层面为下段,主要是右肺中叶、左肺舌叶和肺下叶底段(图 3-2-1,图 3-2-2)。

肺动脉及其以上层面的肺组织被斜裂分为右肺上、下叶和左肺上、下叶,右肺上叶为前段和后段,左肺上叶为前段和尖后段;左、右肺下叶均为上段。肺内管道主要集中于肺门处,右肺门自上而下依次出现右主支气管及其分支、右肺动脉及其发出的右肺上叶动脉;右主支气管前方有内侧的右肺上叶动脉和外侧的尖段静脉、前段静脉、后段静脉。右主支气管后方有伴行的后段支气管、动脉,自后段静脉长轴至肺胸肋面的延长线分开后段与前段。尖段静脉、后段静脉和前段静脉向下汇合成右上肺静脉。右肺动脉的后方为中间支气管,肺门结构自前向后为右上肺静脉、右肺动脉和中间支气管。右肺上叶后份内有后段静脉的段间支,以其长轴延长线分开前段与后段。左肺门处的左肺动脉位置高且最先出现,其前方有尖后段静脉延续成的左上肺静脉;左肺动脉跨越左肺上叶支气管上方形成左肺动脉弓,自动脉弓上直接发出向上的尖段动脉和前、后段动脉,在前、后段动脉之间有左肺上叶支气管上干向上行,自尖后段静脉或左上肺静脉长轴至肺胸肋面的延长线分

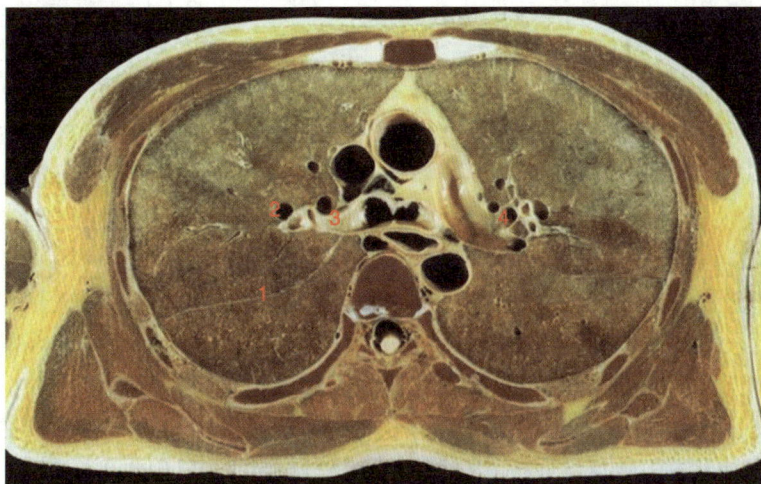

图 3-2-1　经支气管杈的横断层面（实物图）
1. 右肺斜裂;2. 右肺后段静脉段间支;3. 右肺上叶支气管;4. 左肺尖后段
静脉段间支

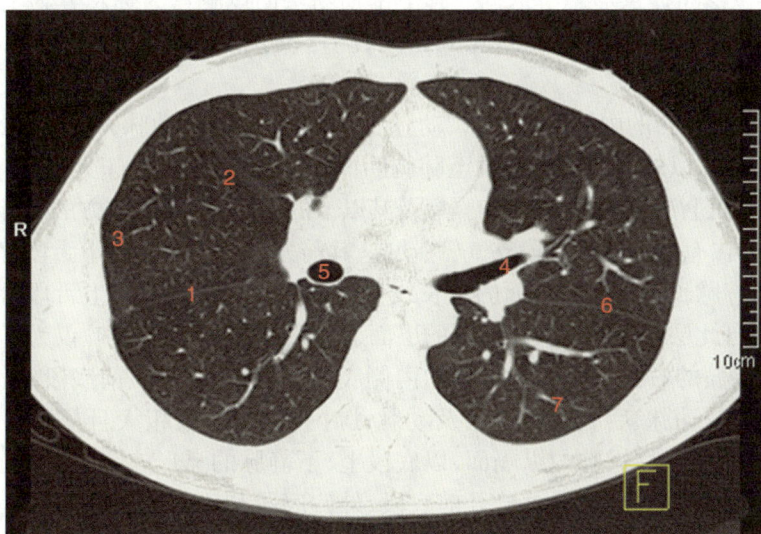

图 3-2-2　经中间支气管的横断层面（CT 图像肺窗）
1. 右肺斜裂;2. 右肺水平裂;3. 右肺中叶外侧段;4. 左肺上叶支气管;
5. 右肺中间支气管;6. 左肺斜裂;7. 左肺下叶上段

开尖后段与前段。左肺动脉消失是右肺中叶和左肺舌叶出现的标志。

　　肺动脉以下层面的肺门结构和肺段配布较复杂,右肺出现水平裂和右肺中叶,右肺的上、中、下叶同时存在;左肺出现舌叶。右肺动脉下份层面上的右肺门处结构较粗大,自前向后为右上肺静脉、叶间动脉和中间支气管;随层面下移则叶间动脉分为右肺中叶的内、外侧段动脉和右肺下叶动脉,中间支气管分为右肺中叶支气管和右肺下叶支气管,右上肺静脉注入左心房。右肺中叶支气管分为内、外侧段支气管,与相应的动脉相伴行。上肺静脉层面上的右肺门处自前向后有右上肺静脉、右肺下叶动脉和右肺下叶支气管,周围散在分布有右肺中叶的内、外侧段支气管及动、静脉和右肺下叶的上段支气管及动、静脉。右肺上叶的后段在右肺中叶外侧段出现后消失,随层面下移则右肺中叶内出现内侧段,内、外侧段被外侧段静脉长轴的延长线所分隔。上段静脉出现于右肺下叶的上段与各底段之间,为较粗大的段间静脉,是区分上段与各底段的标志性结构。

左肺门处较粗的管道自前向后为左上肺静脉、左主支气管和左肺下叶动脉,随层面下移则左主支气管分为上叶支气管和下叶支气管;上叶支气管又分为上干和下干,上干行向上方分出尖后段支气管和前段支气管,下干分为上舌段支气管和下舌段支气管,各支气管均有相应的动脉相伴行且分布于相应的肺段内。上舌段出现于左肺动脉下方的层面上,占据尖后段的位置;上舌段与前段以前段静脉长轴至肺胸肋面的延长线相分隔。下舌段位于上舌段的后方,常出现于左肺门处的上、下肺静脉之间的层面上;当下舌段出现后,左肺上叶的前段消失,上、下舌段以上舌段静脉(或舌静脉干)长轴的延长线相分隔。左肺下叶的结构基本与右肺下叶相同,以上段静脉与各底段相分隔。下肺静脉层面上出现内侧前底段、外侧底段和后底段,其肺门处结构为前方的左肺下叶支气管和左肺下叶动脉分出的内侧前底段动脉、外侧后底段动脉,后方是左下肺静脉,各底段以相对乏血管区相区分。

4) 肺下部的横断层面:主要辨认左、右肺下叶内的管道和划分各底段,为临床肺下叶病变的影像定位诊断提供形态学依据。肺下部横断层面以膈穹为标志分为上、下段,膈穹以上的层面为上段,肺内管道较粗且排列密集;膈穹及其以下的层面为下段,肺内管道较细且散在分布。

右肺中叶内有伴行的内侧段支气管、动脉和外侧段支气管、动脉,其间有散在的内侧段静脉和外侧段静脉,以外侧段静脉长轴至肺胸肋面的延长线分开内侧段与外侧段。外侧段在膈穹上方的层面上消失,自此层面和膈穹及其以下的层面上,斜裂前方的右肺中叶仅为内侧段。左肺舌叶内有伴行的下舌段支气管、动脉,其前方依次为散在的下舌段静脉和上舌段静脉;自上舌段静脉长轴至肺胸肋面的延长线分开上舌段与下舌段。上舌段常在纵隔四心腔层面上消失,自此层面和膈穹及其以下的层面上,斜裂前方的左肺上叶仅为下舌段。

膈穹以上层面的右肺下叶内有伴行的内侧底段支气管及动脉、前底段支气管及动脉、外侧底段支气管及动脉、后底段支气管及动脉;肺内有散在、较粗大且呈前后关系的底段上、下静脉。内侧底段靠近肺的纵隔面,以底段上、下静脉的弧形连线与其他底段相区分;自底段上、下静脉长轴的延长线可分开前底段、外侧底段和后底段。左肺下叶内的结构与右肺下叶基本相同,内有伴行的内侧前底段支气管及动脉、外侧底段支气管及动脉、后底段支气管及动脉,其间有散在的内侧前底段静脉、外侧底段静脉和后底段静脉。内侧前底段静脉和外侧底段静脉的延长线分开内侧前底段、外侧底段和后底段。

膈穹及其以下层面的肺内管道变细且分散,但各底段的支气管、动脉仍相伴行,以各底段支气管及动脉之间的相对乏血管区可区分左、右肺下叶内的各底段。右肺内侧底段在肝断面出现时消失;后底段较低,随层面下移则其最后消失。

5) 胸膜的配布及其形成的特殊结构:胸膜为一薄层的浆膜,分为壁胸膜和脏胸膜,壁胸膜贴于胸壁内面、膈上面和纵隔的两侧,并可在肺尖上方形成胸膜顶;脏胸膜贴于肺表面,可返折伸入至肺裂内。脏胸膜与壁胸膜在肺根处相互移行,并在肺根下方形成呈冠状位的肺韧带。

壁胸膜在相互移行转折处可形成隐窝,如肋纵隔隐窝、肋膈隐窝和奇静脉食管隐窝等。脏、壁胸膜相互移行处在肺根下方形成肺韧带,分别连于左、右肺下叶,将肺固定于纵隔的左、右侧面。在肺门以下的胸部横断层面上,肺韧带连于肺的纵隔面与食管之间,呈冠状位。在奇静脉弓以下的胸部横断层面上,奇静脉与其前方的食管之间较窄的裂隙状为奇静脉食管隐窝,由纵隔胸膜与肋胸膜延续转折处伸向中线形成,为右侧胸膜腔的一部分。在第二肝门以下的腹部横断层面上,肋膈隐窝呈半环状,位于膈与胸壁内面的壁胸膜之间;肋膈隐窝的前、外侧部先出现,后部出现的层面较低。

（2）肺和胸膜的冠状断层:肺和胸膜的冠状层面以肺门为界分为前、中、后部。前部为肺门以前的层面,主要特征是肺内的管道由细逐渐变粗,肋膈隐窝较清晰。左肺被斜裂分隔上、下叶,上叶主要为尖后段、前段、上舌段和下舌段,下叶主要为内侧前底段和外侧底段;右肺被水平裂分隔上、中叶,上叶主要为尖段和前段,中叶为外侧段和内侧段。中部为肺门所在的层面,主要特征是与纵隔相连的肺门处的管道较粗大,肺根的下方出现肺韧带。左肺门处有较粗大的左肺动脉、左主支气管和左上、下肺静脉出入,左肺被斜裂分隔上、下叶,上叶主要为尖后段、上舌段和下舌段,下叶主要为上段、内侧前底段和外侧底段;右肺门处有较粗大的右肺动脉、右主支气管和右肺上、下静脉,右肺被水平裂和斜裂分隔上、中、下叶,上叶主要为尖段和后段,中叶为外侧段和内侧段,下叶主要为内侧底段和前底段。后部为肺门以后的层面,主要特征是肺内的管道由粗逐渐变细,奇静脉食管隐窝出现。左肺被斜裂分为上、下叶,上叶主要为尖后段,下叶主要为上段、内侧前底段和后底段;右肺被水平裂和斜裂分为上、中、下叶,上叶主要为尖段和后段,中叶主要为外侧段,下叶主要为上段、内侧底段、外侧底段和后底段。

（3）肺和胸膜的矢状断层:肺和胸膜的矢状层面以纵隔为界分为左、右肺。左肺的主要特征是以斜裂分为上、下叶。肺内的管道较细小,随层面向中线移动则肺内的管道逐渐增粗。上、下叶内分别出现尖后段和上段、外侧底段,随层面右移则在上叶内依次出现上舌段、下舌段和前段,下叶内依次出现后底段和内侧前底段。至左肺门处层面则肺被纵隔结构分隔成"∩"形,左肺门处有较粗大的左肺动脉、左上肺静脉、左主支气管和左下肺静脉自上而下排列,其周围有肺门淋巴结。肋膈隐窝分为前、后部,分别位于胸前、后壁与膈之间;肺根下方有肺韧带与纵隔相连。右肺的主要特征是被斜裂和水平裂分为上、中、下叶。右肺门处的肺内管道较粗大,自上而下有上叶支气管、右肺动脉、中间支气管、右上肺静脉和右下肺静脉出入,随层面右移则肺内的管道逐渐变细。在右肺门层面的肺被纵隔分为前、后部,前部被水平裂分为上、中叶,上叶主要为前段,中叶主要为内侧段;后部被斜裂分为上、下叶,上叶主要为后段,下叶主要为上段和后底段。随层面右移则右肺连为一体,被斜裂和水平裂分为上、中、下叶,上叶主要为尖段、前段和后段;中叶主要为内侧段,随层面右移内侧段消失时则外侧段出现;下叶主要为上段、内侧底段和后底段,随层面进一步的右移,内侧底段和后底段消失时则分别出现前底段和外侧底段。奇静脉食管隐窝自右侧伸向中线,有右肺嵴突入。

（4）X线、CT和MRI图像:对照胸部肺的横、冠、矢状断层标本,在肺窗CT、MRI图像上先找到比较典型的层面,如气管杈等,以此向上下、前后和左右层面与标本进行对照观察。对照支气管树标本观察碘油支气管造影X线片,分别辨认各肺段支气管。

（陈成春　王震寰　朴成浩　李　晶）

第四章　腹部

一、肝及上腹部横断层和影像解剖

（一）实验目标

1. 辨认肝左、中、右静脉及其注入下腔静脉处（称为第二肝门），在 CT 图像上观察第二肝门及肝左、中和右静脉的影像表现特点。

2. 辨认肝叶、肝段在整体标本上的位置，以及在整体标本上肝分叶、分段的重要标志。

3. 辨认镰状韧带、肝圆韧带、静脉韧带裂及肝胃韧带，理解它们在肝段划分中的作用。

4. 观察肝周间隙的形态、位置及其连通关系，辨认网膜囊上隐窝的位置、形态及其与尾状叶的关系。

5. 辨认出入第一肝门的结构和肝尾状叶的形态，理解肝门在肝段划分中的意义及在腹部横断层中的表现。

6. 利用肝内管道铸型标本观察肝门静脉左支和肝门静脉右支的形态、走行及分支、分部，理解它们在肝段划分中的作用。

7. 辨认肝圆韧带裂和肝圆韧带，理解其在肝段划分中的作用。

8. 观察和理解上腹部主要器官及其位置配布关系。

9. 辨认网膜囊上隐窝、网膜囊前庭和网膜囊下隐窝的形态、位置及其连通。

10. 观察胆囊窝及胆囊和肝门右切迹，理解它们在肝段划分中的作用。

11. 观察肝的毗邻结构及其在腹部横断层中的表现。

12. 观察尾状叶的形态及位置，划定其范围。

13. 理解下腔静脉沟与肝静脉、肝尾状叶的位置关系。

14. 观察左内叶上、下两亚段的分界标志及其临床意义。

15. 观察第三肝门的形成及其与第二肝门的位置关系。

16. 在肝断面标本上鉴别肝门静脉分支与肝静脉属支。

17. 观察肝分叶分段的肝裂在不同层面上的位置及标志结构。

（二）实验教具

1. 标本

（1）在体肝。

（2）游离肝。

（3）肝内管道铸型。

（4）已打开腹腔的腹部整体标本。

（5）上腹部的连续横断层面,层厚10mm。

2. 模型

（1）游离肝和显示肝段的模型。

（2）显示肝内胆道的模型。

3. 挂图

肝、肝段及肝内管道、上腹部的器官及腹腔血管、腹腔正中矢状切。

4. CT 和 MRI 图像

（1）上腹部横断层 CT 图像,层厚 5 ～ 10mm。

（2）上腹部横断层 MRI 图像,层厚 5 ～ 10mm。

（三）实验内容

1. 游离肝脏

（1）肝膈面:镰状韧带、冠状韧带、左、右三角韧带、肝裸区、第二肝门及三大肝静脉的开口。

（2）肝脏面:静脉韧带裂、肝圆韧带裂、腔静脉沟、胆囊窝和肝门。

（3）肝尾状叶:乳头突、尾状突和肝门右切迹。

（4）下腔静脉及腔静脉沟:第二肝门、第三肝门、腔静脉沟或腔静脉管。

2. 肝铸型标本

（1）Glisson 系统:肝门静脉左支及其分部、肝门静脉右支及它们伴行的肝右动脉、肝左动脉、肝左管和肝右管。

（2）肝静脉系统:肝左静脉、肝右静脉、肝中间静脉、右后上缘静脉和尾状叶静脉。

3. 上腹部腹腔脏器

（1）肝的韧带:肝圆韧带、镰状韧带、肝胃韧带和肝十二指肠韧带。

（2）腹膜腔及肝周间隙:右肝上间隙、左肝上间隙、右肝下间隙、左肝下间隙和网膜囊。

（3）网膜囊:网膜囊上隐窝、网膜囊前庭和网膜囊下隐窝。

（4）肝的毗邻:胃、肋膈隐窝、膈、十二指肠、胆囊、胰头和右肾。

4. 肝裂　正中裂、左叶间裂、右叶间裂、左段间裂、右段间裂和背裂。

5. 肝段　尾状叶、左外叶上段、左外叶下段、左内叶(a、b 段)、右前叶下段、右后叶下段、右后叶上段和右前叶上段。

6. 上腹部横断层标本和 CT、MR 图像上的上述结构。

（四）实验方法

1. 观察步骤

首先,利用肝的整体标本、肝内管道铸型标本、模型和挂图,观察肝的位置、形态、主要结构及肝内管道、肝段等,在脑海里构建起肝及肝内管道等三维空间结构。然后,采用连续追踪的观察方法,在上腹部肝的横断层标本上辨认肝静脉、肝门静脉及其分支和肝段等器官结构。或将横断层标本叠加起来使其恢复原来的整体状态,对有肝内主要管道用软铁丝穿通来追踪辨认。观察时切忌"从断层到断层",即仅对一个个层面上结构的形态、位置及毗邻关系进行死记硬背。要逐渐养成"从整体到断层,再由断层到整体"的断层影像所应具备的特殊思维模式。观察时应重点放在器官或结构的形态、位置、毗邻关系及其在连续断层上的变化规律,并思考不同个体及不同锯切方法产生的不同断面表现。在基本掌握肝的横断层标本后,在 CT 和 MRI 图像上与断层标本进行对照观察,了解肝静脉、肝段和肝门静脉左、右支等器官结构在影像上的位置、形态及表现,从而实现"从尸体过渡到活体"的断层解剖学习目的。

2. 观察方法

(1) 肝横断层的分部:肝的横断层面以第一肝门分为上、下两部分。肝上部层面主要特征是自上而下肝断面逐渐增大,肝静脉逐渐远离下腔静脉、管腔由粗变细,而肝门静脉及分支则逐渐增粗(图 4-1-1);肝下部层面从第一肝门开始往下的肝断面,主要特征是断面逐渐缩小,肝左叶很快就消失,肝内各种管道均逐渐变细(图 4-1-2)。

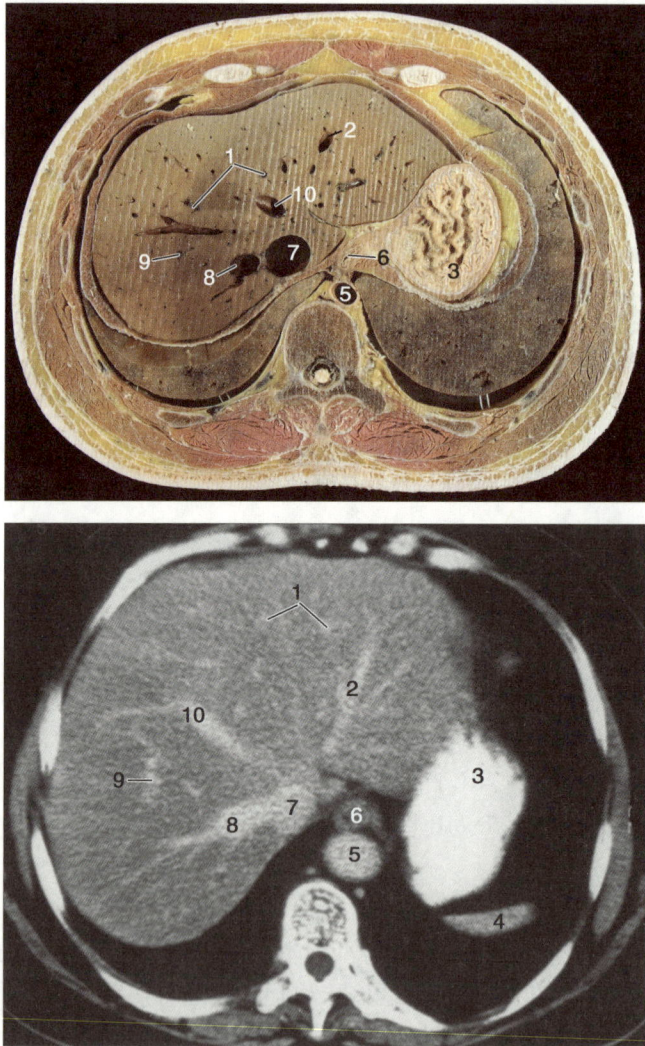

图 4-1-1 经食管裂孔和胃底的横断层及 CT(增强)图
1. 肝门静脉分支;2. 肝左静脉;3. 胃底;4. 脾;5. 胸主动脉;
6. 食管;7. 下腔静脉;8. 肝右静脉;9. 肝门静脉右支分支;
10. 肝中静脉

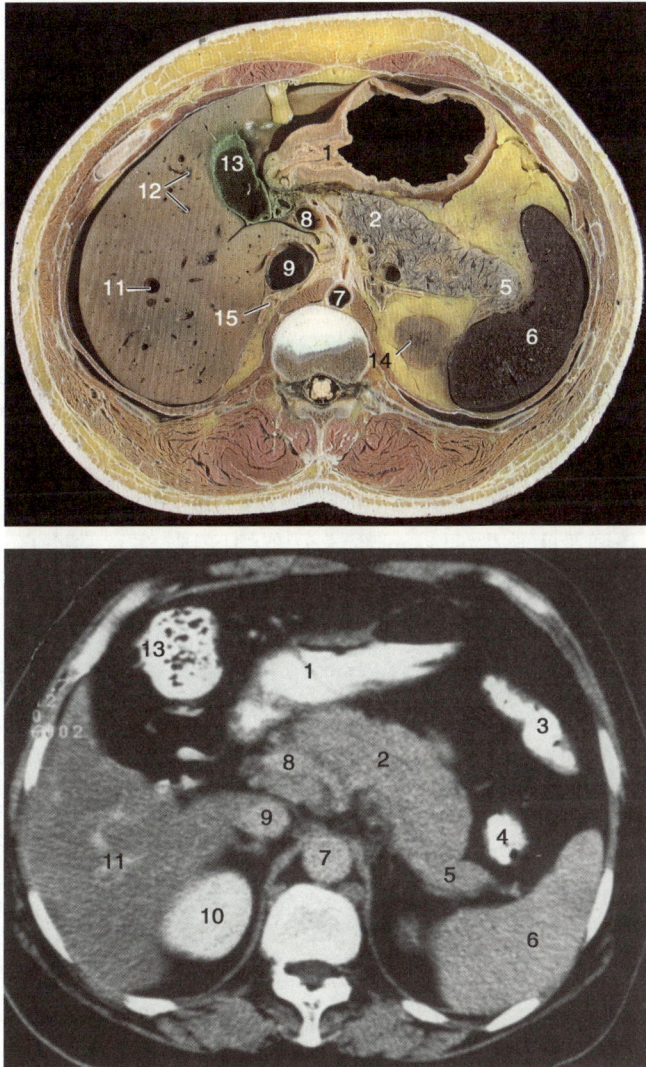

图 4-1-2　经主动脉裂孔和胃幽门的横断层及 CT（增强）图
1. 幽门管；2. 胰体；3. 横结肠；4. 降结肠；5. 胰尾；6. 脾；7. 腹主动脉；8. 肝门静脉；9. 下腔静脉；10. 右肾上极；11. 肝右静脉；12. 肝门静脉右支分支；13. 胆囊；14. 左肾上极；15. 右肾上腺

（2）肝上部的横断层面（图4-1-1）：一般有 6 ~ 7 个层面，这些层面主要以辨认肝内管道为主，并通过肝静脉等为标志来确认肝裂的位置，从而划分肝叶和肝段，为临床肝肿瘤等肝内病变的定位诊断提供解剖学依据。

在横断面上肝近似楔形，位于层面的右前方，其后内侧与脊柱之间有粗大的下腔静脉。下腔静脉居肝的腔静脉沟内，与肝周围的膈直接相邻。有些标本的下腔静脉后内侧有肝组织包绕形成腔静脉管。

肝左、中、右静脉呈辐射状排列于下腔静脉的周围,并随层面下移而逐渐远离下腔静脉。下腔静脉前方的肝左静脉仅出现于上方的 2 个层面,而下部层面则移至肝断面的左前方。在膈穹窿下方的层面上,肝左、中、右静脉直接与下腔静脉连通,此处即第二肝门,为肝横断层的典型层面。

肝内的肝门静脉主干多出现于肝门上方的 2～3 个层面内,首先出现的是肝门静脉的左支,其分为横部、角部、矢状部和囊部;其中角部位置最高、最先出现,然后依次出现其矢状部、横部和囊部。肝门静脉左支矢状部可作为左叶间裂的重要标志之一,分开左内叶与左外叶;同时也是左外叶上、下两段分界及左外叶上段即将消失的标志,自此层面以下左外叶只有了下段。肝门静脉右支在肝门内横行向右,是右段间裂的标志,即门静脉右支及其以上层面主要为右前叶上段和右后叶上段,肝门静脉右支以下层面就是右前叶下段和右后叶下段。在肝门静脉主干层面上,下腔静脉左前方的尾状叶内有较细小的尾状叶静脉,及右后方的肝右后叶内有一些小静脉,这些静脉直接注入下腔静脉,它们出肝处即第三肝门,位于第二肝门下方。

肝裂是肝叶间和肝段间缺少 Glisson 系统分布的区域,注意并非真正的裂隙,内有肝静脉系统存在。①肝正中裂:为肝中间静脉长轴至下腔静脉左前壁的连线,分肝为左、右半肝,并直接分开左内叶与右前叶上段,内有肝中间静脉走行;②右叶间裂:为肝右静脉长轴或中点至下腔静脉左前壁的连线,分开右前叶上段与右后叶上段,内有肝右静脉走行;③左叶间裂:为镰状韧带附着缘或左叶间静脉长轴至下腔静脉左前壁的连线,如层面上未出现镰状韧带或左叶间静脉,也可通过经下腔静脉中心的坐标轴来确定,常偏离纵轴右10°,或通过肝门静脉左支矢状部的延长线来确定左叶间裂,借此分开左内叶与左外叶;④左段间裂:为肝左静脉与胃压迹的连线或肝左静脉长轴的延长线,分开左外叶上段与左外叶下段,内有肝左静脉走行;当肝门静脉左支矢状部出现以后,其下方层面左外叶上段消失,仅出现左外叶下段;⑤右段间裂:肝上部的横断层面上右段间裂不出现,其仅见于肝门静脉右支本干出现的层面;⑥背裂:是区分尾状叶与左内叶、右前叶上段的标志,为肝左、中静脉汇入下腔静脉处与静脉韧带裂右端的连线,或下腔静脉右前壁至静脉韧带裂右端的弧形线。

静脉韧带裂位于脊柱前方的肝横断面后缘,由左后斜向右前,为尾状叶与左外叶的分界标志,其内有静脉韧带和肝胃韧带。小网膜后方与肝尾状叶、膈之间的呈开口朝右的"V"形腔隙为网膜囊上隐窝,属网膜囊(即左肝下后间隙)的一部分。小网膜和胃前方与肝左叶之间的间隙为左肝下前间隙。

肝断面的前部有镰状韧带相连,其附着于中线偏右的肝膈面,镰状韧带下部的游离缘内有圆索状的肝圆韧带与腹前壁的脐相连。镰状韧带的肝附着处常作为确认左叶间裂的标志,其两侧的腹膜腔分别为左、右肝上间隙,与肝下间隙经肝周缘相通。

肝组织内的管道较多,尤其是接近肝门的层面内肝静脉和肝门静脉的大小相近,正确鉴别肝静脉与肝门静脉十分重要。肝静脉与 Glisson 系统的肝门静脉走行相反,应连续观察其变化规律。①肝静脉越接近下腔静脉管径越粗,而肝门静脉越接近肝门则管径越粗;②肝静脉壁较薄,独立散在,不与其它管道伴行,而肝门静脉壁较厚,周围常有肝固有动脉和肝管的分(属)支相伴;③在肝上部层面内,肝静脉及其属支断面形态多呈斜切或纵切面,而肝门静脉分支多为横断。

右半肝周围有膈肌环绕,其与膈之间的腔隙为腹膜腔;膈外周的半环形腔隙为肋膈隐窝,后部上方的层面上有左、右肺下叶,肝借膈与肋膈隐窝及肺下叶下部相邻。左半肝的后方为胃,与胃之间有肝胃韧带相连。

(3)肝下部的横断层面(图4-1-2):一般有8~9个层面,这些层面主要是辨认肝门结构和肝实质内的肝静脉,确认肝裂的标志并划分肝段,为临床肝内病变的影像定位诊断提供形态学基础。

肝下部横断层面以肝圆韧带裂和肝左外叶是否出现为标志分为上、下两段,即肝圆韧带裂和肝左外叶出现的层面为上段,肝圆韧带裂和肝左外叶消失的层面为下段。

1)肝下部层面的上段:一般有2~3个层面,此处肝的断面仍较大,与肝上部层面相比较出现了2个明显的变化。①肝圆韧带及肝圆韧带裂的出现,肝圆韧带裂呈前后纵行走向,将肝左外叶与其他部分完全分开;②肝门结构或胆囊的出现,这些结构的相继出现为确定肝裂、划分肝段提供了重要标志。

第一肝门:即肝脏面中央部的横沟,可在2~3个层面中出现,进出此处的结构较多,其中有左、右肝管及其汇合形成的肝总管、肝固有动脉及其分支、肝门静脉及其分支经过。3种管道在肝门内的排列关系由前向后为:左、右肝管及其合成的肝总管、肝固有动脉及其分支、肝门静脉及其分支;而3种管道的分叉自上而下分别是肝管、肝门静脉和肝固有动脉。在肝门下部层面肝总管位于前排的右侧,细小的肝固有动脉位于前排的左侧,两者后方是较粗大的肝门静脉及其分支。在肝门内,肝门静脉右支本干出现是右叶间裂出现的标志。肝门静脉分叉点是识别肝门区结构和肝分叶、分段的重要标志,通常位于下腔静脉的前方或稍偏右,两者之间即为门腔间隙,内有肝尾状突。肝尾状叶的乳头突位于尾状突的前方和肝门静脉的左侧,在此层面上似游离的肝块,易与肝肿瘤相混淆。

肝门前方出现肝圆韧带裂,内有肝圆韧带,作为左叶间裂的天然标志。肝门向左为斜向左后方的静脉韧带裂,内有肝胃韧带连于胃小弯。

胆囊窝及胆囊出现于肝脏面偏右侧,与肝十二指肠韧带间有结缔组织相连。层面右半部的肝内仍可见逐渐变小的肝右静脉和肝中静脉,是寻找肝裂和划分肝段的标志。这些层面寻找肝正中裂主要借助肝中静脉至下腔静脉左前壁的连线或胆囊长轴的延长线,分开左内叶与右前叶下段。肝圆韧带裂为左叶间裂的天然界线,分开左内叶与左外叶下段。右叶间裂则以肝右静脉与下腔静脉右前壁的连线,来划分右前叶下段与右后叶下段。背裂为下腔静脉右壁至肝门静脉分叉处或肝门静脉中点的连线,分开尾状叶与右后叶下段。

2)肝下部层面的下段:一般有6~7个层面,此部肝断面明显缩小并随层面逐渐下移而消失;胆囊随层面下移则逐渐移向肝的前缘,其断面增至最大后便逐渐消失。

肝脏面的胆囊后方出现肝门右切迹,位于下腔静脉右前方的肝实质内,自左前斜向右后,是划分右前叶和右后叶的自然标志。肝实质内的肝右静脉和肝中静脉较细小,不易辨认。胆囊长轴的延长线仍然为肝正中裂的标志,至胆囊移向肝前缘后,肝左内叶消失。肝门右切迹可作为分开右前叶下段与右后叶下段的标志。当肝门右切迹消失后,右叶间裂的确定较困难,一般采用上一层面的右叶间裂与躯体矢状轴的夹角来推断本层面上的右叶间裂;因为同一个体,其倾斜度的差异较小。

(4) CT 和 MRI 图像观察:对照腹部肝的横断层标本,在 CT 和 MRI 图像上先找出比较典型的层面,如第二肝门和肝门等,然后逐次增减层面与标本对照观察。观察 CT 和 MRI 图像必须注意:①CT 和 MRI 图像是层面的重叠影像,而标本仅为层面的表面形态,只有当标本极薄时才能与相同厚度的影像图像基本相符;②由于 CT、MRI 图像与标本并不是同一个体,存在着个体差异;③CT、MRI 图像的扫描基线与标本也不一定完全相符。因此,断层标本的观察重点是掌握器官结构的形态、位置及毗邻关系的连续性变化规律,断层标本的知识是基础,而"千变万化"的 CT、MRI 图像则是断层标本的知识延伸和应用。

二、胰、肾、脾与腹膜后隙断层和影像解剖

(一) 实验目标

1. 观察胰的位置及毗邻结构,熟悉在断层标本上胰出现及消失层面上的标志结构。

2. 观察脾动、静脉与胰的位置关系,理解其在胰的断层影像定位中的作用。

3. 观察肠系膜上动、静脉与胰头、颈、体的位置关系,理解其在胰分部中的作用。

4. 观察钩突的位置、形态及其与肠系膜上动、静脉的关系。

5. 观察胰尾与脾门的位置关系及胰体、尾的分界标志。

6. 辨认胰管和副胰管及其开口部位,理解副胰管的作用。

7. 观察胆囊的形态及位置,理解其在肝段划分中的作用。

8. 观察胆囊管、肝左管、肝右管、肝总管和胆总管位置和形态,辨认胆总管与肝门静脉和肝固有动脉的关系。熟悉胆总管的位置、分部及与胰管胰头的关系。

9. 查看门腔间隙的位置及其内的结构,理解其临床意义。观察门腔淋巴结,辨认其与肝尾状突、胰钩突的位置关系。

10. 观察左、右肾上腺的形态差别及出现的层面。辨认左、右肾上腺三角的位置、构成,理解其在断层影像中的作用。

11. 观察左、右肾出现层面及消失层面的差别,理解其原因。

12. 查看肾皮质、肾髓质、肾锥体、肾乳头、肾小盏、肾大盏、肾盂和肾窦的位置和形态,熟悉肾盂与肾窦的关系。观察肾门的形态及出入结构,查看肾门结构的位置关系。

13. 辨认肾动脉及其分支,查看肾段及其横断层面上的分布,画出肾段的分布示意图。

14. 观察脾在横断层面上的形态、脾的韧带及其毗邻。脾门、脾蒂和脾切迹,辨认出入脾门的结构。了解脾的分段及其在横断层面上的分布。

15. 观察腹膜后隙的位置,辨认肾前筋膜、肾后筋膜、侧锥筋膜和肾脂肪囊。辨认肾旁前间隙、肾周间隙和肾旁后间隙的境界及其相互关系。熟悉肾前、后筋膜向内、外侧的延伸关系,理解其临床意义。

（二）实验教具

1. 标本

（1）在体胰、肝外胆道、肾上腺、肾、脾、门腔间隙和腹膜后隙。

（2）游离肝、胰、脾、十二指肠及肝外胆道（示胰管和十二指肠大乳头）。

（3）游离肾和肾冠状切标本。

（4）游离左、右肾上腺。

（5）上腹部的连续横断层,层厚 10mm。

2. 模型

（1）肝外胆道、胰、脾、肾和肾冠状切面。

（2）门腔间隙。

（3）腹膜后隙。

3. 挂图 十二指肠和胰、肾的位置及毗邻、右肾额状切、肾筋膜模式图、肾上腺、脾、腹后壁。

4. CT 和 MRI 图像

（1）上腹部横断层 CT 图像,层厚 5～10mm。

（2）上腹部横断层 MRI 图像,层厚 5～10mm。

（三）**实验内容**

1. 胰 胰头、钩突、胰颈、胰体、胰尾、胰管、副胰管、肠系膜上血管、脾血管和十二指肠。

2. 肝 肝外胆道、胆囊、胆囊管、肝右管、肝左管、肝总管、胆总管和十二指肠大乳头。

3. 门腔间隙 肝门静脉、下腔静脉、肝尾状突、门腔淋巴结、钩突和网膜孔。

4. 肾上腺 左、右肾上腺的形态和肾上腺三角。

5. 肾 肾门、肾动脉、肾静脉、肾盂、肾窦、肾大盏、肾小盏、肾乳头、肾锥体、肾髓质、肾皮质和肾纤维囊。

6. 脾 脾门、脾蒂、脾动脉、脾静脉、脾切迹和脾韧带

7. 腹膜后隙 肾前筋膜、肾后筋膜、侧锥筋膜、肾旁前间隙、肾周间隙和肾旁后间隙。

（四）**实验方法**

1. 观察步骤 首先,通过整体标本、模型和挂图,观察胰、肝外胆道、门腔间隙、肾、肾上腺、脾和腹膜后隙,对钩突、胆总管和肾筋膜等结构形成空间立体形态。然后,模拟横断层标本的制作方法,在上腹部胰、脾、肾的横断层标本上辨认钩突、胆总管和肾筋膜等结构。对一些不清楚的结构可采用连续跟踪的观察方法,或将横断层标本叠加起来使其恢复原来的整体状态。对有空腔的管道可用软铁丝穿通来进行辨认。遵循"从整体到断层,由断层再返回整体"的断层影像思维模式,重点观察主要器官、结构的形态、位置及其毗邻关系的连续性变化规律。在掌握胰、肾和腹膜后隙的横断层标本基础上,通过 CT、MRI 图像与断层标本进行对照比较,从而理解胰、肾和门腔间隙等器官结构在影像上的位置、形态及其表现。

2. 观察方法

（1）胰:一般为 6～7 个层面,此部分主要观察胰的分部标志及各部的断面形态,为临

床胰腺癌、胰腺炎等的影像诊断和定位奠定基础。

在上腹部横断层面上,一般先出现胰尾,然后是胰体和胰颈,最后出现胰头及钩突。在同一层面上有可能同时出现胰头、颈、体、尾,横断层面上的钩突及其周围毗邻结构也较易显示(见图4-1-2)。

胰尾出现于左肾的前方,末端伸向脾门,通常以左肾内侧缘作为其与胰体的分界标志。胰体横行于脊柱前方,左侧高而右侧低,其后方有较粗大的脾静脉,此静脉是识别胰体后界的重要标志。脾动脉走行于胰的后上方,因迂曲而呈多个管状断面。胰体前界是胃和肠管等空腔器官。胰颈较短且稍细,其后方有肝门静脉起始处和肠系膜上静脉的末端,因此肝门静脉或肠系膜上静脉左侧壁是胰颈与胰体的分界标志,右侧壁是胰颈与胰头的分界标志。胰头被十二指肠环形包绕,其后方为下腔静脉和胆总管等,因此在影像学上下腔静脉常作为识别胰头的标志。胰头的断面形态多样,有圆形、椭圆形和钩形等,其后方有胆总管下行或穿经胰头后部下行。胰头下部向左后方突出的部分为钩突,常向左伸至肠系膜上静脉与下腔静脉前方之间,甚至到达肠系膜上动脉的后方,是胰在横断层面上最后消失的部分。

胰管自胰尾、体、颈的中后份达胰头,且逐渐增粗,与胆总管汇合成肝胰壶腹共同开口于十二指肠大乳头。胰管在横断面上呈多个管状断面,不易显示其全貌。

(2)肝外胆道:一般为4~5个层面,主要观察胆囊的形态和胆总管的毗邻结构。一般在肝门处先出现肝左、右管及其合成的肝总管,管腔均较小,位于肝门静脉的前方。胆囊出现于肝脏面的胆囊窝内,呈卵圆形或圆形,随层面下移则逐渐移至肝前缘。胆总管的十二指肠上段包裹于肝门下方的肝十二指肠韧带内,位于肝门静脉右前方和胆囊的左侧;十二指肠后段位于十二指肠上部后方与下腔静脉之间,其左侧为肝门静脉;胰腺段多行于胰头后份的胆总管沟内,其后方是下腔静脉;十二指肠壁内段较短,在十二指肠降部下份的左前壁内呈圆形管腔,经十二指肠大乳头开口于肠腔。综上,认为肝门静脉或下腔静脉是寻找胆总管的可靠标志。

(3)门腔间隙:一般为4~5个层面。

门腔间隙自上而下逐渐增宽,其首次出现于肝门静脉分叉处与其后方的下腔静脉之间,内有肝尾状突自右向左伸入;随层面下移则出现网膜孔及其下方的门腔淋巴结。在胰头层面上,钩突上部自右向左伸入肝门静脉起始部与下腔静脉之间的门腔间隙内,而钩突下部则位于肠系膜上静脉与下腔静脉之间。

(4)肾上腺:一般为3~4个层面。

肾上腺位于脊柱两侧、肾的内上方,一般左肾上腺先出现,大致相差1个层面。肾上腺被包裹于肾筋膜和肾脂肪囊内,与肾实质间有肾纤维囊分隔。右肾上腺居下腔静脉、肝脏面与膈或右肾内上缘围成的右肾上腺三角内,左肾上腺位于胃后方、膈与脾脏面或左肾内上缘形成的左肾上腺三角内,肾上腺三角是断层影像上寻找肾上腺的标志。

肾上腺的断面形态差异较大,右肾上腺多呈"Y"形、"V"形和"I"形,左肾上腺呈"人"形和"Y"形等。肾上腺主干或其分叉处的最宽距离为其宽度,平均约20mm。

(5)肾:一般为9~10个层面,主要观察肾的形态、大小和肾门结构(图4-2-1)。

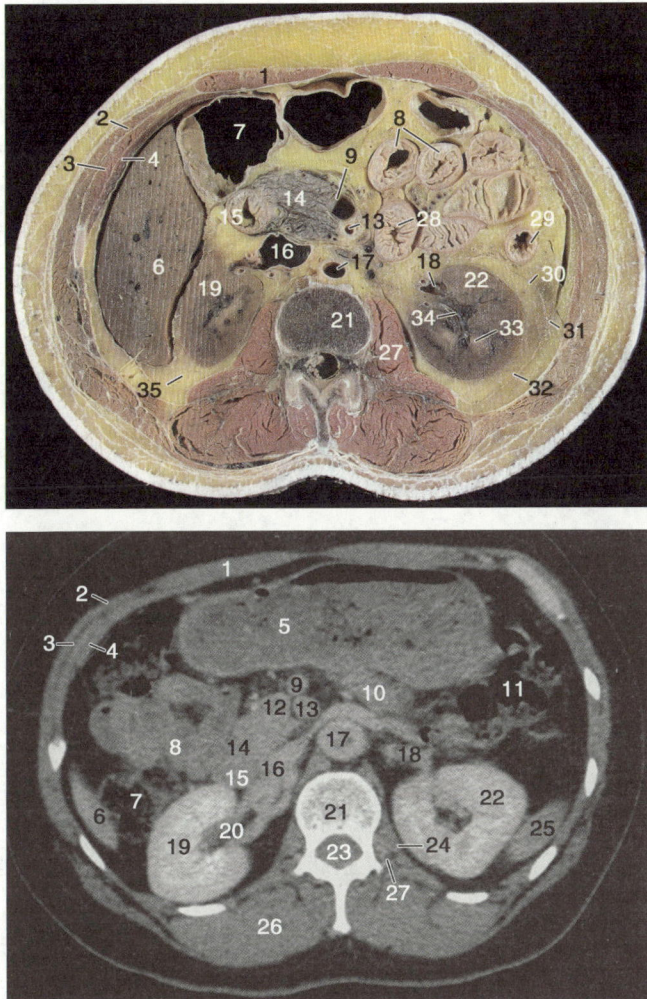

图4-2-1　经左肾门上部和十二指肠空肠曲下缘的横断层及 CT（增强）图

1. 腹直肌;2. 腹外斜肌;3. 腹内斜肌;4. 腹横肌;5. 胃;6. 肝;
7. 结肠右曲;8. 空肠;9. 肠系膜上静脉;10. 胰体;11. 结肠左曲;
12. 肝门静脉;13. 肠系膜上动脉;14. 胰头;15. 十二指肠降部;
16. 下腔静脉;17. 腹主动脉;18. 左肾静脉;19. 右肾;20. 右肾
门;21. 第 1 腰椎体;22. 左肾;23. 脊髓;24. 左膈脚;25. 脾;
26. 竖脊肌;27. 腰大肌;28. 十二指肠升部;29. 降结肠;30. 肾前
筋膜;31. 侧锥筋膜;32. 肾后筋膜;33. 肾乳头;34. 肾大盏;
35. 肾周间隙(脂肪囊)

　　肾位于脊柱两侧,一般左肾出现于脾门层面上,多呈卵圆形,由于脾压迹的存在,部分肾断面呈三角形。右肾较左肾低 2 ~ 3 个层面,以卵圆形为主,也偶见圆形。
　　肾横断层面上先出现肾皮质,随层面下移则肾皮质移至肾实质的周边,其中央部出现数个圆锥形的肾锥体。肾锥体的底朝向周边,尖伸向中央,其尖端伸向肾窦称为肾乳头。

肾中部层面的内缘凹陷为肾门,内有粗大的肾静脉和肾动脉出入,其下方为肾盂及其延续的输尿管。肾门向肾实质内凹陷形成的腔隙为肾窦,其内有包在肾乳头周缘的肾小盏及其汇合而成的肾大盏;肾盂靠近肾门,由肾大盏汇合成,向下延续为较细的输尿管。肾窦内有大量的脂肪组织、肾动脉的分支和肾静脉的属支,经肾门与肾外部分相延续。

肾段为肾段动脉所分布的肾实质,在断层影像上无明显的分段标志。肾段的区分采用血管造影的方法,以血管的分布区域来划分肾段。肾段在横断层面上的配布有一定的规律性,即肾的上、下部层面上分别为上段和下段,肾门中份上方的层面上位于肾门前外侧较大的为上前段和后内侧的为后段,肾门中份下方的层面上位于肾门前外侧的为下前段,后方的为后段。

(6)脾:一般为8~9个层面。

脾位于胃、胰尾和左肾的外侧,呈新月形或三角形,斜列于第9~11肋内面。脾后外侧的凸面与膈及肋膈隐窝相邻;前内侧为脏面,其中份凹陷处为脾门,内有脾动脉和脾静脉出入。脾的上部层面上有脾切迹,个别标本的脾切迹过深,在横断层面上可将脾上缘分为2~3个脾块。

脾借膈脾韧带固定于膈;脾门有胃脾韧带和脾肾韧带分别与胃和左肾相连,此两条韧带构成了网膜囊脾隐窝的左侧界。脾与左肾之间有脾肾隐窝,与胃脾韧带之间有胃脾隐窝,经脾门横断层是显示脾周间隙的最佳层面。

(7)腹膜后隙:层面较多,上至膈、下方通盆腔。

在肾的横断层面上,肾前方有浆膜性的壁腹膜及其后方的肾前筋膜,肾后方有紧贴于腹后壁的腹横筋膜及其前方的肾后筋膜,肾前、后筋膜多在肾外侧融合为侧锥筋膜。腹后壁腹膜与肾前筋膜、侧锥筋膜之间为肾旁前间隙,内有胰、十二指肠和升、降结肠;肾前、后筋膜之间为肾周间隙,内有肾及肾上腺、肾脂肪囊和输尿管;肾后筋膜、侧锥筋膜与腹横筋膜之间为肾旁后间隙,内仅有肾旁脂体。

肾前、后筋膜因标本不同其向内、外侧的延续也存在差异。肾前、后筋膜多于肾外侧延续为侧锥筋膜,也有标本的肾前、后筋膜直接相延续,不存在侧锥筋膜。肾前筋膜在肾内侧多越过中线与对侧的肾前筋膜相延续,也有标本分别与下腔静脉和腹主动脉愈合而不越中线至对侧;肾后筋膜多向内侧与腰方肌或腰大肌筋膜愈合,因此应注意肾前、后筋膜延续的差别,以及由此出现肾周围间隙的相应变化。

(8)CT和MRI图像:对照上腹部胰、肾和脾的横断层标本,在CT和MRI图像上先找出比较典型的层面,如胰体和肾门等,以此向上、下层面与标本对照观察。注意CT和MRI图像为重叠影像,且扫描基线、厚度和个体差异,图像并不一定与标本完全一致。

(黄海辉　宋　彬　黄文华　高　海　黄子星)

第五章　盆部及会阴

一、男性盆部及会阴横断层和影像解剖

（一）实验目标

1. 查看男性盆腔内的肠管配布,辨认空肠与回肠,观察小肠系膜和乙状结肠及其系膜。观察直肠的形态和结构。

2. 观察膀胱的形态变化及其与直肠、前列腺的位置关系。查看膀胱前隙、膀胱后隙和直肠后隙的位置及其连通,观察其与腹膜腔的关系。

3. 辨认左、右输尿管,观察其位置及毗邻关系。

4. 观察精囊和输精管壶腹的形态、位置及其与膀胱、前列腺的位置关系。

5. 查看前列腺的位置、形态及其变化,观察其 CT 表现。

6. 观察精索的形态和位置。

7. 辨认髂内、外血管及其主要分支;盆腔内淋巴结的配布;闭孔神经、股神经、腰骶干,并观察其在横断层面上的位置变化规律。

8. 观察骶髂关节的构成及形态,理解其作用。查看骶丛的位置,观察坐骨神经的走行及其与梨状肌的位置关系。

9. 查看梨状肌及梨状肌上、下孔,辨认孔内通过的结构。

10. 观察耻骨联合及其间的耻骨间盘,理解其作用。观察闭孔内、外肌和闭孔,辨认闭膜管及其闭孔神经、血管。

11. 查看坐骨肛门窝的位置、形态及其变化,观察其 CT 表现。辨认阴部管及其内的阴部神经和阴部内动、静脉。

12. 观察盆膈和肛提肌、尾骨肌的形态及变化,理解其作用。

13. 观察肛管的形态及其与周围的肛门外括约肌和肛提肌的关系。

14. 辨认尿道球、阴茎脚、尿道海绵体和阴茎海绵体。

15. 观察睾丸和附睾的形态,查看阴囊中隔和鞘膜腔的位置及形态。

16. 辨认尿生殖膈,观察尿生殖膈与盆膈的位置关系。

（二）实验教具

1. 标本

（1）男性盆部及会阴正中矢状切。

（2）游离的膀胱和男性生殖器。

（3）男性盆部和会阴的连续横断层,层厚 10mm。

2. 模型

（1）男性盆部及会阴正中矢状切。

（2）前列腺及其分叶。

3. 挂图 男性盆会阴部正中矢状切；膀胱及前列腺（后面观）；盆会阴部额状切模式图；会阴部的血管及神经。

4. CT 和 MRI 图像

（1）男性盆部及会阴的横断层 CT 图像，层厚 5～10mm。

（2）男性盆部及会阴的横断层 MRI 图像，层厚 5～10mm。

（三）实验内容

1. 盆壁 骶尾骨、骶髂关节、梨状肌、梨状肌上孔、梨状肌下孔、闭孔内肌、闭孔外肌、闭孔、髂腰肌、精索和耻骨联合。

2. 盆底 肛提肌、尾骨肌和盆膈。

3. 盆腔 盲肠、阑尾、降结肠、乙状结肠及其系膜、直肠、空肠、回肠、肠系膜、膀胱、输尿管、腰骶干、股神经、闭孔神经、髂外血管、髂内血管的分（属）支、骶丛、坐骨神经、膀胱前隙、膀胱后隙、直肠后隙。

4. 男性盆腔生殖器官 精囊、输精管及输精管壶腹、前列腺和前列腺静脉丛。

5. 男性会阴部结构 肛管、肛门外括约肌、坐骨肛门窝和阴部管、尿道海绵体、尿道球、阴茎海绵体、阴茎脚、睾丸、附睾、阴囊及阴囊中隔、鞘膜腔、尿生殖膈。

（四）实验方法

1. 观察步骤 首先，观察男性盆部及会阴的整体标本、模型和挂图，使盆腔内主要结构如膀胱、直肠、前列腺、髂内动脉分支等在大脑中形成立体概念。其次，以男性正中矢状切挂图为参考，模拟横断层标本的制作方法，在男性盆部及会阴的横断层标本上辨认膀胱、前列腺、精囊和直肠等，对一些看不清楚的结构可采用连续追踪的观察方法，或将几个横断层标本叠加起来使其尽量恢复到原来的整体状态，对中空性的器官可用探棒穿通来辨认。切莫"从断层到断层"，仅对一个个层面上结构的形态、位置及毗邻关系进行观察和记忆；而要养成"从整体到断层，由断层再返回整体"的断层影像学思维模式，着重掌握器官结构的形态、位置及其毗邻关系的连续性变化规律，这样对不同个体和不同锯切方法造成的切面差异就能顺利辨认。再次，找到与断层标本对应层面的 CT 和 MRI 图像进行对照观察，掌握膀胱、前列腺和直肠等器官结构在影像上的位置、形态及表现，从遗体标本过渡到活体影像上，实现学习断层解剖的目的，为临床影像的定位诊断奠定扎实的基础。

2. 观察方法

（1）盆部及会阴横断层的分部：男性盆部及会阴的横断层面以髋臼上缘和耻骨联合下缘平面为界分为上、中、下三部分：上部为髋臼上缘以上的层面，主要显示下腹部脏器；中部为髋臼上缘至耻骨联合下缘之间的层面，显示盆腔脏器；下部为耻骨联合下缘以下的层面，显示男性会阴部的器官结构。

（2）盆部及会阴上部的横断层面（图 5-1-1）：一般为 6～7 个层面，此部分主要是观察下腹部空腔脏器和盆壁内面的血管、神经，为临床结直肠癌等的影像定位诊断提供解剖学基础。

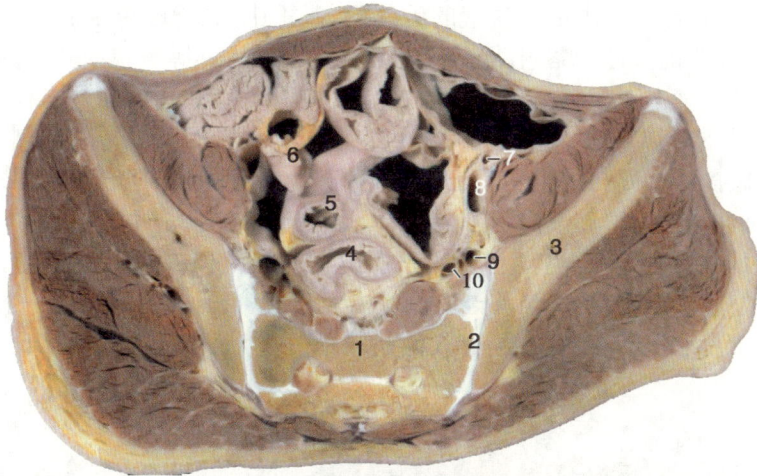

（1）

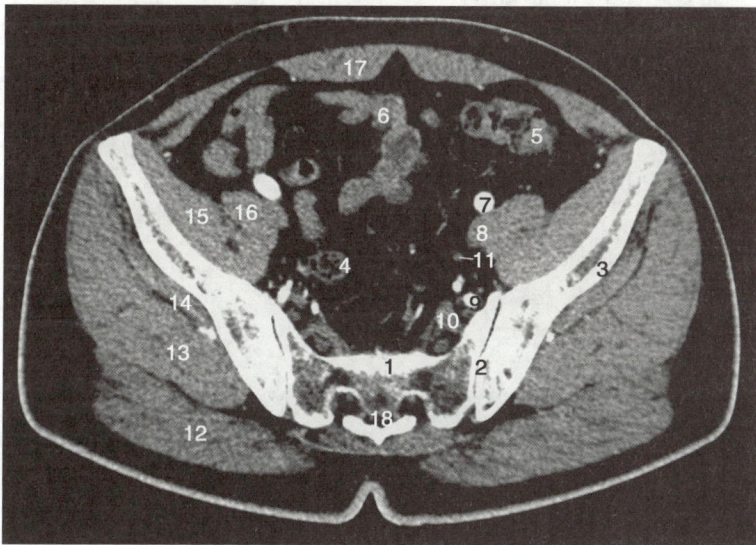

（2）

图 5-1-1　男性盆部平第 3 骶椎体横断层面

（1）实物图；（2）CT 图像

1. 第 3 骶椎体；2. 骶髂关节；3. 髂骨翼；4. 直肠；5. 乙状结肠；6. 回肠；7. 髂外动脉；8. 髂外静脉；9. 髂内动脉；10. 髂内静脉；11. 输尿管；12. 臀大肌；13. 臀中肌；14. 臀小肌；15. 髂肌；16. 腰大肌；17. 腹直肌；18. 骶管

　　盆腔内的空腔脏器主要为下腹部的肠管等,右前方髂窝内的盲肠仅出现于上部的2~3个层面上,其内侧壁有突入其内的回盲瓣、回盲口及位置不定的蚓状的阑尾;左前方则为弯曲的乙状结肠,它自左前方向右后方走行于中线处的骶骨前方,在第 3 骶椎体平面向下延续为直肠。层面内较细的肠管以回肠为主并有肠系膜相连,只有少量位于左上的为空肠。

　　盆壁后面从第 5 腰椎间盘延续至第 4 骶椎体,可见骶管、竖脊肌等;后外侧为骶髂关节、髂骨翼及其内侧的髂肌、腰大肌,外后侧的臀肌;前外侧壁还可见腹直肌和三块扁肌。

盆部的血管、神经首先出现于盆壁的后外侧,骶正中动、静脉位于骶骨的前方。髂总动、静脉在骶髂关节前方分为髂内动、静脉和髂外动、静脉,静脉位于动脉的内侧。并且管壁薄而管径略粗。髂外动、静脉始终位于腰大肌的前内侧,并逐渐向外下移行,而髂内动脉则分出许多分支难以辨认。左输尿管下行于髂总动、静脉的前方,右侧则位于髂外动、静脉的前方。腰骶干和闭孔神经紧贴于盆后壁,股神经则位于髂肌与腰大肌之间,随层面下移则血管、神经沿盆侧壁逐渐向前外侧移动,紧贴于髂腰肌内面的髂外动、静脉和股神经向前外移动的幅度较大,至髋臼上缘层面时已位于髂腰肌前方且贴近腹壁。腰骶干、髂内血管、闭孔神经和输尿管也逐渐移至盆侧壁内面,且呈自后向前的排列关系。

（3）盆部及会阴中部的横断层面(图 5-1-2):一般为 5~6 个层面,此部分主要是观察

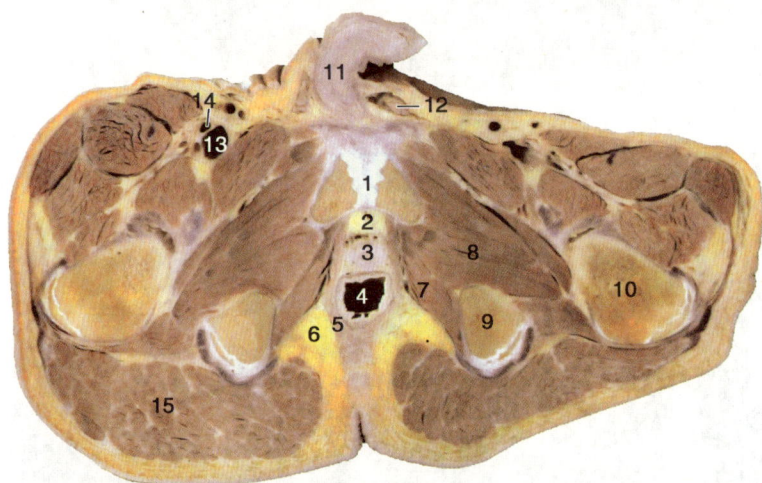

（1）

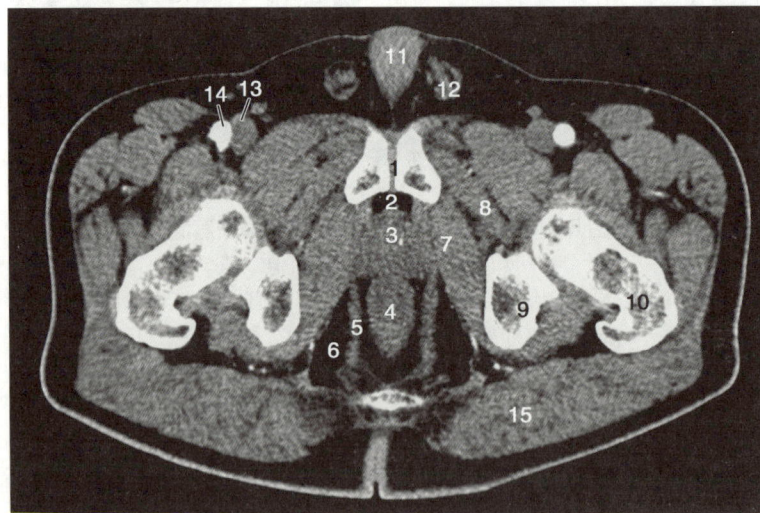

（2）

图 5-1-2　耻骨联合中份横断层面
（1）实物图;（2）CT 图像
1. 耻骨联合;2. 耻骨后间隙;3. 前列腺;4. 直肠;5. 肛提肌;6. 坐骨肛门窝;7. 闭孔内肌;8. 闭孔外肌;9. 坐骨;10. 股骨;11. 阴茎;12. 精索;13. 股静脉;14. 股动脉;15. 臀大肌

盆腔内的男性泌尿生殖器官、直肠、盆筋膜间隙和盆壁结构,为临床膀胱、前列腺和直肠等器官疾病的影像定位诊断提供形态学基础。

膀胱断面出现的早晚与患者或遗体的膀胱充盈程度有关,在半充盈状态常出现于髋臼上缘层面,位于回肠之间并紧贴腹前壁,随层面下移则逐渐增大,至前列腺底出现时则膀胱基本消失。回肠下垂至膀胱体层面时逐渐消失,此时盆腔器官主要可见膀胱和位于骶骨前面的直肠。直肠下段两侧有肛提肌,其与臀大肌、闭孔内肌之间为坐骨肛门窝。膀胱与直肠之间的空隙为膀胱直肠陷凹,为男性直立或半卧位时腹膜腔的最低位,常有液体积聚。近耻骨联合上部层面时,膀胱底与直肠之间将出现位于外侧的蜂窝状的精囊和位于内侧略膨大的输精管壶腹,二者向下共同汇合成射精管,穿前列腺开口于尿道前列腺部。前列腺属实质性器官,呈栗子形,位于耻骨联合后、直肠前方。前列腺底的后部与膀胱颈的前部常出现于同一层面(耻骨联合上份),随层面下降依次出现前列腺体和前列腺尖,其内有较大的管状尿道通过。前列腺被前列腺囊包裹,其周围有前列腺静脉丛,又被前列腺鞘包裹。

膀胱和前列腺前方与耻骨之间的盆筋膜间隙为膀胱前隙(耻骨后隙),内有丰富的疏松结缔组织;直肠后方与骶骨之间的筋膜间隙则为直肠后隙(骶前间隙),内也充满疏松结缔组织;这两个筋膜间隙均隔腹膜与上方的盆腹膜腔相邻,以筋膜与下外方的血管、神经分隔。

盆腔的前壁为下腹壁的结构和耻骨及耻骨联合,可见腹直肌和三块扁肌,二者之间有腹股沟管,其内有精索穿行;耻骨联合由两侧的耻骨上支和耻骨间盘构成,其前面借阴茎悬韧带连接阴茎海绵体。盆腔的两侧为髋骨,髋臼与股骨头构成髋关节,下部层面可见股骨头韧带;在耻骨与坐骨之间为闭孔,其被闭孔内肌和闭孔外肌封闭。闭孔上缘与耻骨上支之间有闭膜管,内有闭孔神经和闭孔动、静脉出入。闭孔外肌和股骨的前面有大腿内侧群和前群肌的断面,其间有股动、静脉和股神经等。盆腔的后外侧壁的髂骨体与骶骨之间为坐骨大孔,内有起自骶骨前方并斜向前外止于股骨大转子的梨状肌穿出,其将坐骨大孔分为梨状肌上、下孔,上孔有臀上血管和臀上神经,下孔内有臀下血管、神经以及粗大的坐骨神经等出入。

(4) 盆部及会阴下部的横断层面(图5-1-3):一般为3~4个层面,此部分主要观察盆底结构、坐骨肛门窝、肛管、尿道和男性生殖器官。

尾骨肌和肛提肌位于直肠的两侧,呈"U"形绕过直肠、前列腺和尿道两侧,向前连于耻骨联合后方。肛提肌和尾骨肌的内、外面分别有盆膈上筋膜和盆膈下筋膜覆盖,三者构成盆膈,其呈漏斗状封闭骨盆下口。前列腺尖的下方有宽而薄的会阴深横肌,其上、下方分别有尿生殖膈上筋膜和尿生殖膈下筋膜覆盖,三者构成尿生殖膈;尿生殖膈呈水平位,位于盆膈的下方,内有尿道膜部穿过。

肛管穿盆膈的后部,其周围有环形的肛门外括约肌包绕。肛管的外侧有呈三角形的坐骨肛门窝,此窝在前列腺和肛提肌层面首次出现,随层面下移其三角形断面也逐渐增大。坐骨肛门窝的内侧为肛提肌和肛门外括约肌,前外侧为闭孔内肌及其筋膜,后方是臀大肌,两侧坐骨肛门窝经肛管后方相通。

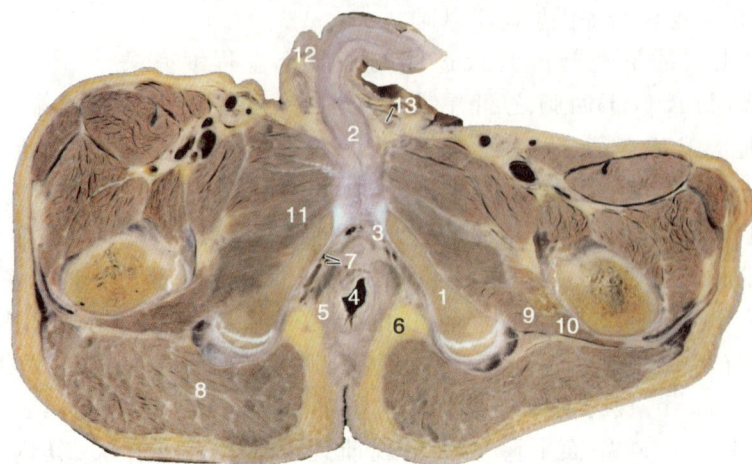

（1）

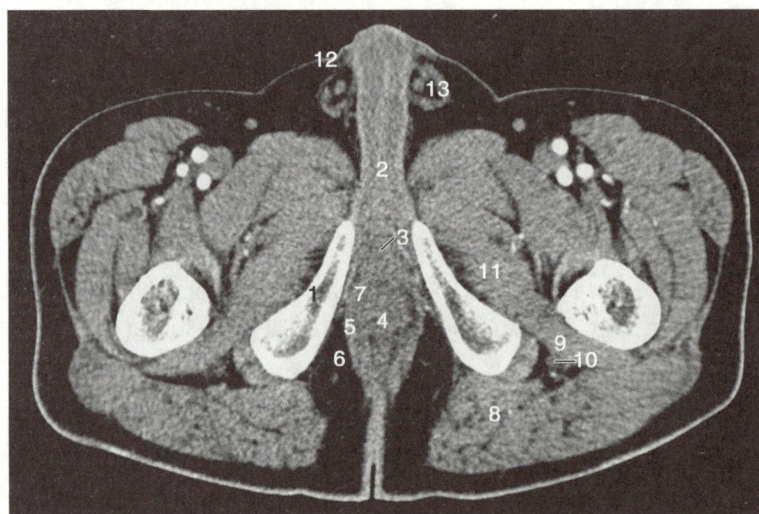

（2）

图 5-1-3　耻骨弓上份横断层面

（1）实物图；（2）CT 图像

1. 坐骨支；2. 阴茎海绵体；3. 尿道膜部；4. 肛管；5. 肛提肌；6. 坐骨肛门
窝；7. 会阴神经血管；8. 臀大肌；9. 股方肌；10. 坐骨神经；11. 大收肌；
12. 阴囊；13. 精索

　　耻骨下支和坐骨支形成耻骨弓，呈"八"形，其内侧为会阴部结构，外侧是下肢上部的
断面。在尿生殖膈的下方可见尿道球和阴茎脚，阴茎脚（向前延续为阴茎海绵体）也呈
"八"形起于两侧的耻骨弓；尿道球位于其中间，向前延续为尿道海绵体。尿道球被球海
绵体肌包裹，耻骨弓的内侧有坐骨海绵体肌，其向前附着于阴茎脚。阴囊内有精索向下连
于睾丸和附睾，其周围的腔隙为鞘膜腔；阴囊被阴囊中隔分为左、右两部分，使两侧的睾
丸、附睾和鞘膜腔完全分开。

精索为输精管、睾丸动脉和蔓状静脉丛被精索外筋膜、提睾肌和精索内筋膜包裹而形成的圆索状结构,它首次出现于髋臼层面的腹股沟管内,位于腹前外侧壁的深面;随层面下移则逐渐斜向中线,至耻骨联合下缘层面进入阴囊。

二、女性盆部及会阴横断层和影像解剖

（一）实验目标

1. 查看女性盆腔内的肠管配布,辨认空肠与回肠,观察肠系膜和乙状结肠及其系膜。

2. 辨认髂内、外血管及淋巴结和闭孔神经、股神经、腰骶干,观察其在横断层面上位置的变化规律。

3. 辨认女性盆腔内的左、右输尿管,观察其与周围器官结构的毗邻关系,特别是与子宫动脉的位置关系。

4. 观察骶髂关节的构成及形态和耻骨联合及其间的耻骨间盘。查看梨状肌及梨状肌上、下孔,辨认孔内通过的结构。

5. 查看骶丛的位置,观察坐骨神经的走行及其与梨状肌的位置关系。

6. 观察闭孔内、外肌和闭孔,辨认闭孔内的闭膜管及其闭孔神经、血管。查看女性盆膈和肛提肌、尾骨肌的形态及变化。

7. 查看坐骨肛门窝的位置、形态及其变化,观察其 CT、MRI 表现。辨认阴部管及其内的阴部神经和阴部内动、静脉。

8. 观察肛管的形态及其与周围的肛门外括约肌和肛提肌的耻骨直肠肌的关系。

9. 辨认女性尿生殖膈,观察尿生殖膈与盆膈的位置关系。

10. 比较男、女性两侧耻骨弓的形态,查看耻骨弓的构成及其与坐骨结节和耻骨联合的关系。

11. 查看子宫底、体、颈和子宫腔、子宫颈管的形态及变化,观察其 CT、MRI 表现。辨认子宫角、子宫峡和子宫口,观察其与子宫的位置关系。

12. 观察子宫与膀胱、直肠的位置关系,查看直肠子宫陷凹和膀胱子宫陷凹的位置、形态。

13. 查看输卵管、卵巢和卵巢动、静脉的位置、形态及其变化。

14. 查看子宫颈与阴道的位置关系,观察阴道穹的形态及其与子宫颈的关系。

15. 辨认尿道阴道隔和直肠阴道隔,查看尿道、阴道和肛管的位置关系。

（二）实验教具

1. 标本

（1）女性盆部及会阴正中矢状切。

（2）游离的女性生殖器。

（3）女性盆部和会阴的连续横断层,层厚 10mm。

2. 模型

（1）女性盆部及会阴正中矢状切。

（2）女性内生殖器(不同年龄阶段)。

（3）女性盆底肌和会阴肌。

3. 挂图 女性盆会阴部正中矢状切；女性内生殖器；盆会阴部额状切模式图；会阴部的血管及神经。

4. CT 和 MRI 图像

（1）女性盆部及会阴的横断层 CT 图像，层厚 5～10mm。

（2）女性盆部及会阴的横断层 MRI 图像，层厚 5～10mm。

（三）实验内容

1. 盆壁 骶尾骨、骶髂关节、梨状肌、梨状肌上孔、梨状肌下孔、闭孔内肌、闭孔外肌、闭孔、髂腰肌、子宫圆韧带和耻骨联合。

2. 盆底 肛提肌、尾骨肌和盆膈。

3. 盆腔 盲肠、阑尾、降结肠、乙状结肠及其系膜、直肠、空肠、回肠、肠系膜、膀胱、输尿管、腰骶干、股神经、闭孔神经、髂外血管、髂内血管的分（属）支、骶丛、坐骨神经、膀胱前隙、直肠旁隙、直肠后隙。

4. 女性盆腔生殖器官 子宫、子宫腔、子宫角、子宫颈管、输卵管、卵巢、子宫静脉丛、直肠子宫陷凹和膀胱子宫陷凹。

5. 女性会阴部结构 尿道阴道隔、直肠阴道隔、阴道、阴道穹、阴道静脉丛、肛管、坐骨肛门窝、阴部管和尿生殖膈。

（四）实验方法

1. 观察步骤 首先，观察女性盆部及会阴的整体标本、模型和挂图，使盆腔内主要结构如膀胱、直肠、子宫、卵巢、髂内动脉分支等在大脑中形成立体概念。其次，以女性正中矢状切挂图为参考，模拟横断层标本的制作方法，在女性盆部及会阴的横断层标本上辨认膀胱、子宫、卵巢和直肠等，对一些看不清楚的结构可采用连续追踪的观察方法，或将几个横断层标本叠加起来使其尽量恢复到原来的整体状态，对中空性的器官可用探棒穿通来辨识；养成"从整体到断层，由断层再返回整体"的断层影像学思维模式，着重掌握器官结构的形态、位置及其毗邻关系的连续性变化规律，这样对不同个体和不同锯切方法造成的切面差异就能顺利辨认。再次，对照女性盆部与会阴的横、冠、矢状断层标本，在 CT、MRI 图像上先找到比较典型的层面，如子宫体等，以此向上下、前后和左右层面与标本进行对照观察，掌握膀胱、子宫、卵巢和直肠等器官结构在影像上的位置、形态及表现，从遗体标本过渡到活体影像上，实现学习断层解剖的目的，为临床影像的定位诊断奠定扎实的基础。

2. 观察方法

（1）盆部及会阴横断层的分部：女性盆部及会阴的横断层面可分为五部分，第一部分为第 5 腰椎间盘至第 3 骶椎之间的层面，主要特征是仅有下腹部脏器（盲肠、阑尾、回肠、乙状结肠等）；第二部分为骶髂关节下缘至髋臼上缘之间的层面，主要特征是腹、盆腔脏器混合存在；第三部分是髋臼上缘至耻骨联合上缘之间的层面，主要特征是仅有盆腔脏器（膀胱、子宫颈或阴道上部、直肠）；第四部分为耻骨联合和耻骨弓所在的层面，主要特征为盆底及会阴深层结构；第五部分为耻骨弓以下的层面，主要特征为女性外阴结构，包括大小阴唇、阴蒂和阴道前庭。为避免与男性盆部结构重复和突出女性会阴部的重点，体现断层解剖学习的实用性,此章节仅阐述女性第二、三、四部分有关层面上器官结构的观察与辨认,分别按上、中、下三部分叙述。

（2）盆部及会阴上部的横断层面（图5-2-1）:一般为3~4个层面,此部分主要是观察盆腔内的泌尿、生殖器官,为临床子宫肌瘤等的影像定位诊断提供形态基础。

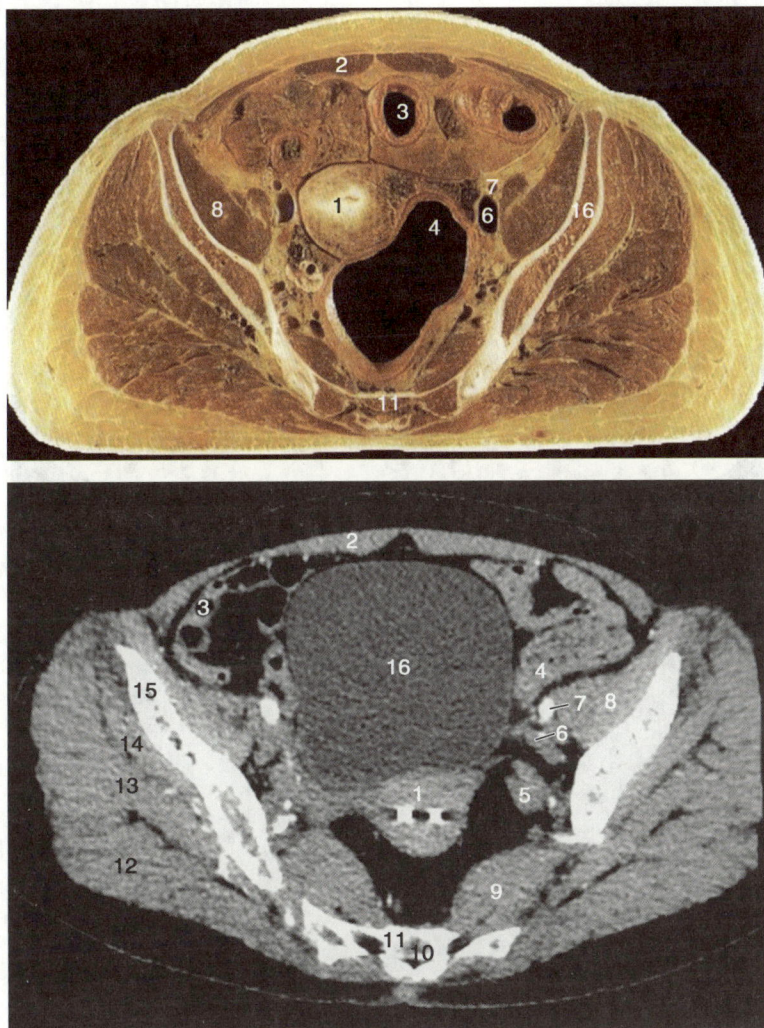

图5-2-1　女性盆部平第4骶椎体横断层面
（1）实物图;（2）CT 图像

1. 子宫;2. 腹直肌;3. 回肠;4. 乙状结肠;5. 左卵巢;6. 左髂外静脉;7. 左髂外动脉;8. 髂腰肌;9. 梨状肌;10. 骶管;11. 第4骶椎;12. 臀大肌;13. 臀中肌;14. 臀小肌;15. 髂骨翼;16. 膀胱

此部分断面腹盆腔脏器混合存在,前部为回肠和乙状结肠,后部为卵巢、子宫和直肠。子宫底断面呈圆形,位于骶髂关节下缘层面的中央;随层面下移,子宫底移行为子宫体,其内的腔隙呈裂隙状为子宫腔,子宫体呈壁厚腔小的椭圆形。其两侧出现子宫角、子宫阔韧带、卵巢和输卵管,卵巢后方尚可见输卵管漏斗部和输卵管伞。注意标本上子宫和卵巢的大小、形态及位置差异较大,与个体的年龄、生育史和功能状态相关。子宫体向下移行为较细、短的子宫峡，其内的腔隙缩窄，是上方的子宫腔与下方的子宫颈管连接处。自子宫角层面以下，子宫周围出现丰富的静脉丛，呈多个细小的管状断面，向下于子宫颈处延续为子宫阴道静脉丛及其下方的阴道静脉丛。

盆壁结构、盆部的血管神经及输尿管等结构配布与男性相同。

（3）盆部及会阴中部的横断层面（图 5-2-2）：一般为 3～4 个层面，此部分主要是观察盆腔脏器的配布，为临床子宫颈癌等的影像定位诊断提供形态基础。

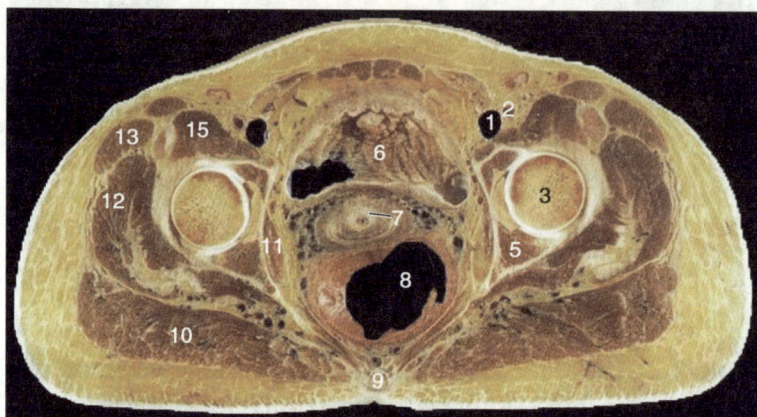

（1）

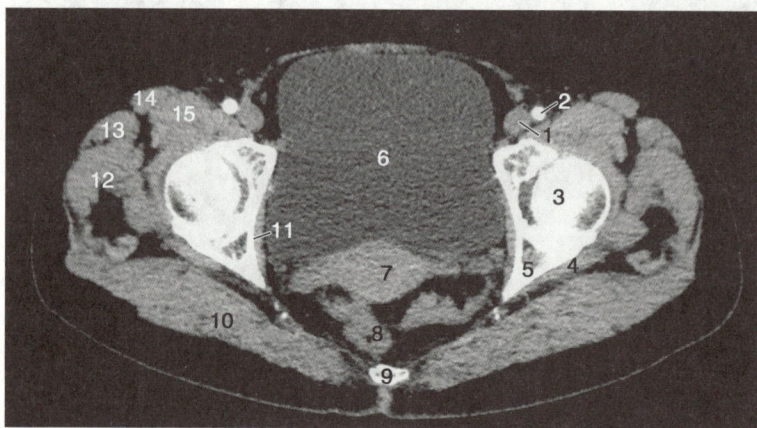

（2）

图 5-2-2　女性盆部经髋关节中份横断层面
（1）实物图；（2）CT 图像

1. 左股静脉；2. 左股动脉；3. 股骨头；4. 上孖肌；5. 坐骨体；6. 膀胱；7. 子宫颈阴道部；8. 直肠；9. 尾骨；10. 臀大肌；11. 闭孔内肌；12. 臀中肌；13. 阔筋膜张肌；14. 缝匠肌；15. 髂腰肌

此部分断面由前向后被膀胱、子宫和阴道以及直肠所占据。层面前部出现断面较大的膀胱，与其后方圆柱状的子宫颈或阴道前壁之间的腔隙为膀胱子宫陷凹。在髋臼上缘层面上，子宫峡移行为圆柱状较细的子宫颈阴道上部，其内的腔隙为子宫颈管，向下经子宫口通阴道；子宫颈阴道上部随层面下移为子宫颈阴道部，并伸入阴道腔内；子宫颈阴道部与后方的直肠之间为直肠子宫陷凹，是女性直立或半卧位时的最低位，液体常积聚于此。子宫颈周围的阴道腔为阴道穹，呈环形包绕子宫颈。阴道穹的后部最深，横断层面上最先出现,呈半环形,具有重要的临床意义。阴道可分为上、中、下三段,分别以阴道穹侧部、膀胱底和尿道为标志。子宫断面侧方可见众多细小的子宫阴道静脉丛断面;直肠两侧可见呈倒"八"形配布的肛提肌断面。

盆壁结构、盆部的血管神经等结构配布与男性相同。

(4) 盆部及会阴下部的横断层面(图5-2-3):此部分一般为4~5个层面,主要观察尿道、阴道和肛管的位置关系及会阴深部的结构,为临床直肠癌等的影像定位诊断提供形态学依据。

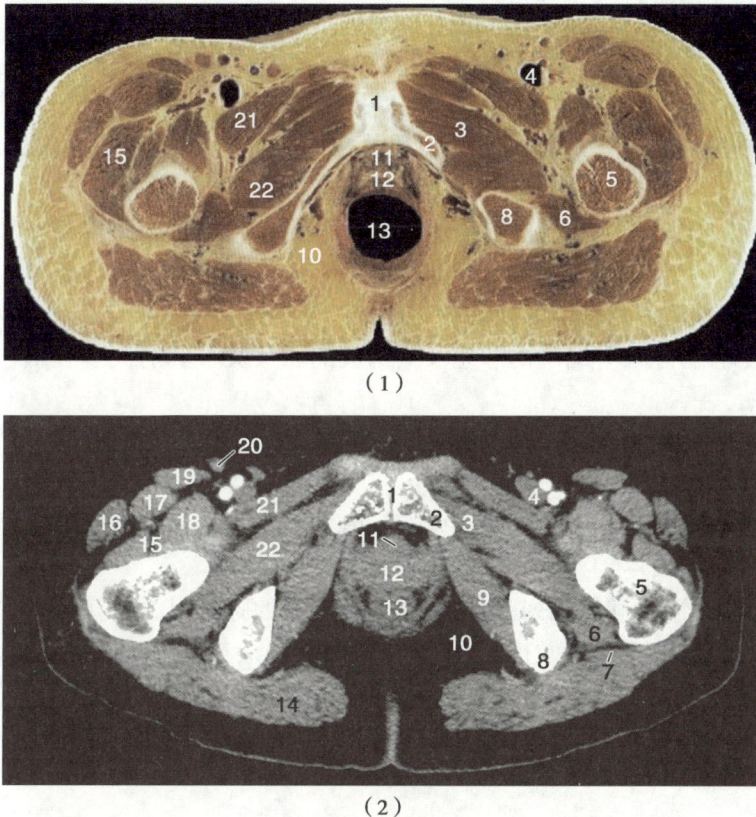

(1)

(2)

图 5-2-3　女性盆部经耻骨联合下份横断层面
(1)实物图;(2)CT图像

1. 耻骨联合;2. 耻骨下支;3. 短收肌;4. 左股动、静脉;5. 股骨体和大转子;6. 股方肌;7. 坐骨神经;8. 坐骨结节;9. 闭孔内肌;10. 坐骨肛门窝;11. 尿道;12. 阴道;13. 肛管;14. 臀大肌;15. 股外侧肌和股中间肌;16. 阔筋膜张肌;17. 股直肌;18. 髂腰肌;19. 缝匠肌;20. 大隐静脉;21. 耻骨肌;22. 闭孔外肌

盆底及会阴深部结构主要为中线上的尿道、阴道和肛管,尿道较细小,位于前方;阴道多呈横"一"形,其前、后壁相贴,居中部;肛管的管腔较粗大,位于后方。肛管两侧为坐骨肛门窝,尿道和阴道周围有丰富的膀胱静脉丛及阴道静脉丛。随层面下移,断面中央可见呈"八"形的耻骨下支,阴道两侧则出现"八"形排列的前庭球,前庭球外侧条索状的坐骨海绵体肌亦呈"八"形,位于尿生殖膈下方的会阴浅隙内。

(刘彦娜　王　慧　徐　飞　洪　楠　张　慧)

第六章 四肢

一、上肢的断层和影像解剖

（一）实验目标

1. 观察肱骨头、肩胛骨关节盂的形态及其构成的肩关节和肩关节在横、冠状层面上的断层表现。

2. 查看冈上肌、冈下肌、小圆肌、肩胛下肌的位置及其肌腱的附着部位和肌腱袖与肩关节的位置关系。

3. 查看腋窝的构成及其内的腋动脉、腋静脉、臂丛在横断层面上的位置关系。

4. 观察肱骨滑车、尺骨鹰嘴的形态及其构成的肱尺关节和肘关节在横、矢、冠状层面上的断层表现。

5. 观察桡骨头、桡骨环状韧带的形态及其与肱骨小头构成的肱桡关节、桡尺近侧关节。

6. 辨认肘窝内的肱二头肌腱、正中神经和肱动、静脉,观察其在横断层面上的位置关系。

7. 辨认近侧列腕骨和远侧列腕骨,观察其间形成的腕骨间关节。

8. 观察腕管的形态、位置及构成,在横断层面上辨认其内的拇长屈肌腱、正中神经和指浅、深屈肌腱。

9. 观察桡腕关节和腕掌关节的构成、形态及其在横、冠状层面上的断层表现。

（二）实验教具

1. 标本

（1）肩关节、肘关节和腕关节。

（2）肩关节、肘关节和腕关节各部的连续横断层标本,层厚 10mm。

2. 模型 手骨。

3. 挂图 肩关节;肘关节;手的连结;腋窝断面模式图;手的腱滑膜鞘及筋膜间隙。

4. X 线、CT 和 MRI 图像

（1）肩关节、肘关节和腕关节的 X 线正、侧位像。

（2）肩关节、肘关节和腕关节各部的横断层 CT 图像,层厚 5～10mm。

（3）肩关节、肘关节和腕关节各部的横断层 MRI 图像,层厚 5～10mm。

（三）实验内容

1. 肩关节 肱骨头、关节盂、盂唇、肱二头肌长头腱、肩胛下肌腱、小圆肌腱、冈上肌腱、冈下肌腱、腋动脉、腋静脉、臂丛及其分支和腋淋巴结。

2. 肘关节 肱骨滑车、肱骨小头、尺骨鹰嘴、桡骨头、肱骨内上髁、肱骨外上髁、尺侧副韧带、桡侧副韧带、桡骨环状韧带、尺神经、正中神经、肱血管、肱二头肌腱、桡神经和肘淋巴结。

3. 手关节 桡骨下端、腕骨、掌骨、腕横韧带、正中神经、拇长屈肌腱、指浅屈肌腱和指深屈肌腱。

（四）实验方法

1. 观察步骤 首先,观察上肢关节的整体标本、模型和挂图,在脑海里形成立体概念。然后,模拟肩关节、肘关节、手关节横断层标本和矢、冠状断层标本的制作方法,在断层标本上辨认肱二头肌长头腱、盂唇、桡骨环状韧带和桡腕关节盘等器官结构,对一些不清楚的结构可采用连续跟踪的观察方法,或将横断层标本和矢、冠状断层标本叠加起来使其恢复原来的整体状态,对有空腔的管道可用软铁丝穿通来进行辨认;切忌"从断层到断层",仅对一个个层面上结构的形态、位置及毗邻关系进行死记硬背,而要养成"从整体到断层,由断层再返回整体"的断层影像思维模式;重点是器官结构的形态及其位置、毗邻关系的连续性变化规律,以适应不同个体和不同锯切方法的需要。再者,基本掌握上肢各器官结构的横、矢、冠断层标本后,在 CT 和 MRI 图像上与断层标本进行对照观察,了解各器官结构在影像上的位置、形态及表现,从尸体过渡到活体,实现学习断层解剖的目的,为临床影像的定位诊断奠定坚实基础。

2. 观察方法

（1）肩关节

1）肩关节的横断层(图 6-1-1):近似圆形的肱骨头断面先出现,随层面下移则其内侧出现凹陷的肩胛骨关节盂,两者构成肩关节。肩关节腔呈半环状,其前、后端的外侧有盂唇附着于关节盂周缘,以加深关节窝的深度。肱骨头前方的结节间沟内有肱二头肌长头腱经过,其前内侧有肩胛下肌腱,后方有冈下肌腱。肱骨头内侧为脂肪组织所充填的腋窝,近似四边形,其前方为胸大肌和胸小肌,后方是肩胛下肌和肩胛骨,内侧是肋、肋间隙和前锯肌,外侧为肱骨、喙肱肌和肱二头肌短头。腋窝内有腋动脉、腋静脉、臂丛及其分支和腋淋巴结等,向上与颈根部相连通。

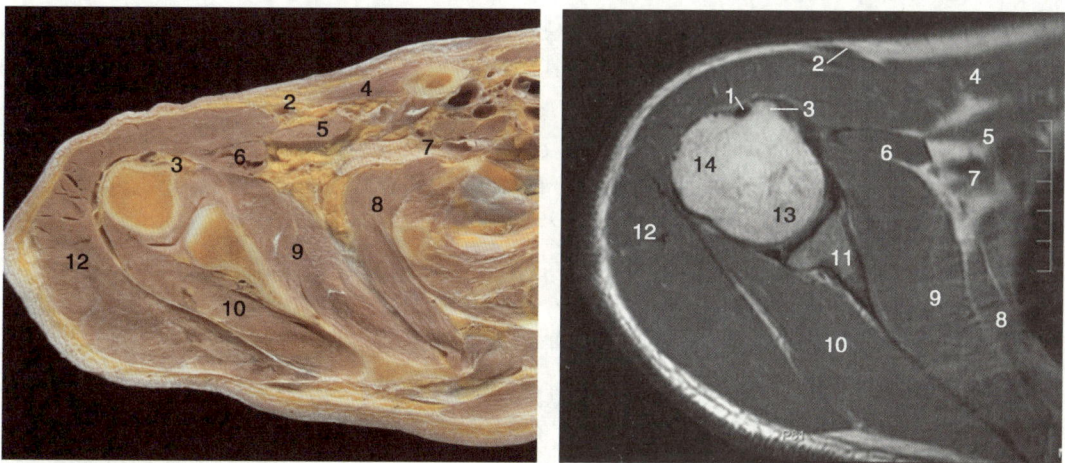

图 6-1-1 肩关节（经肩关节下份）的横断层及 MRI 影像

1. 肱二头肌长头腱;2. 头静脉;3. 小结节;4. 胸大肌;5. 胸小肌;6. 肱二头肌短头和喙肱肌;7. 腋动、静脉和臂丛;8. 前锯肌;9. 肩胛下肌;10. 冈下肌;11. 关节盂;12. 三角肌;13. 肱骨头;14. 大结节

2）肩关节的冠状断层（图6-1-2）：圆形的肱骨头先出现，其向外侧的明显突起为肱骨大结节，肱骨头内侧为半环状的肩关节腔。随层面后移则出现肩胛骨关节盂，其与肱骨头构成肩关节，关节盂周缘有纤维软骨形成的盂唇。在肩关节的上方有冈上肌腱等形成的肌腱袖，连于肱骨与肩胛骨之间并包绕肩关节。

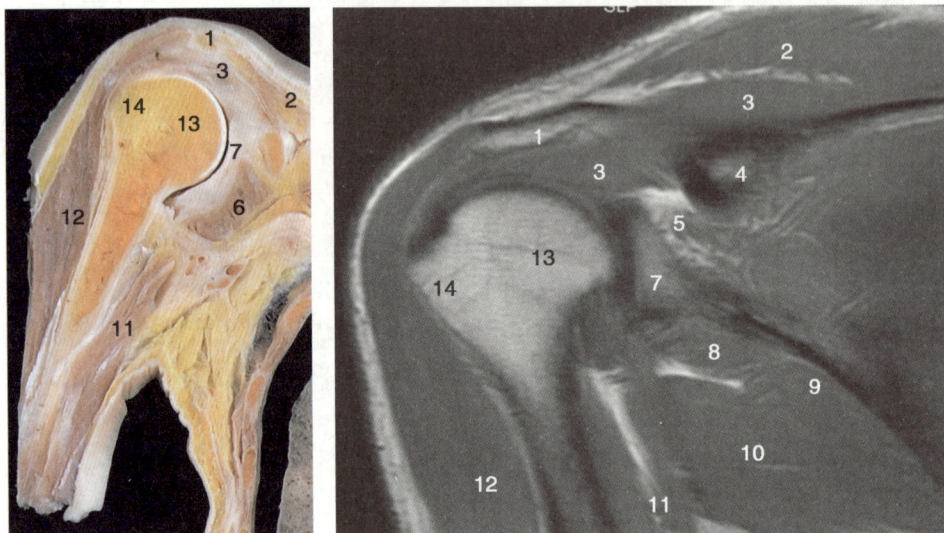

图6-1-2　肩关节（经肩关节后份）的冠状断层及 MRI 影像

1. 肩峰；2. 斜方肌；3. 冈上肌；4. 肩胛冈；5. 肩胛切迹；6. 肩胛下肌；7. 关节盂；8. 小圆肌；9. 大圆肌；0. 背阔肌；11. 肱三头肌；12. 三角肌；13. 肱骨头；14. 肱骨大结节

（2）肘关节

1）肘关节的横断层：肱尺关节的断面先出现，其前方为较大的肱骨下端，后方是较小的尺骨鹰嘴，其间的肱尺关节腔呈弧形。随层面下移则肱尺关节消失，肱桡关节和桡尺近侧关节相继出现；肱桡关节腔呈环状，其内有肱骨小头，周围是桡骨头的断面。桡骨头随层面下移则在其周围出现附着于尺骨的桡骨环状韧带，桡骨头与尺骨之间为桡尺近侧关节。

肱骨和尺、桡骨前方有较粗大的肱肌，其前内侧为旋前圆肌，前外侧是肱桡肌，三者之间被脂肪组织充填的区域为肘窝，内有肱二头肌腱将其分为内、外侧部；内侧有正中神经和肱动、静脉经过，外侧有前臂外侧皮神经及其深部的桡神经。

2）肘关节的矢状断层（图6-1-3）：肱骨滑车与尺骨鹰嘴呈上、下关系，两者之间为肱尺关节腔。随层面右移则出现半环状的滑车切迹和伸向前上方的尺骨鹰嘴，滑车切迹与其前方的肱骨滑车构成肱尺关节。当肱尺关节消失时则肱桡关节出现，肱骨小头与桡骨头呈上、下关系，两者构成肱桡关节，其间的关节腔呈"S"形。桡骨头与其内侧的尺骨构成桡尺近侧关节，关节腔呈弧形，桡骨头周围有桡骨环状韧带包绕。

3）肘关节的冠状断层（图6-1-4）：肱骨滑车与尺骨滑车切迹构成的肱尺关节位于内侧，肱骨小头与桡骨头构成的肱桡关节位于外侧，桡骨头与尺骨构成的桡尺近侧关节位于两者之间的下方，肱尺关节、肱桡关节和桡尺近侧关节三者共同构成肘关节，其两侧分别有桡侧副韧带和尺侧副韧带，桡骨头周围有桡骨环状韧带包绕。随层面后移则肱桡关节和桡尺近侧关节消失，而尺骨鹰嘴和尺骨滑车切迹依然可见，尺骨滑车切迹与其前方的肱骨滑车之间为肱尺关节腔。

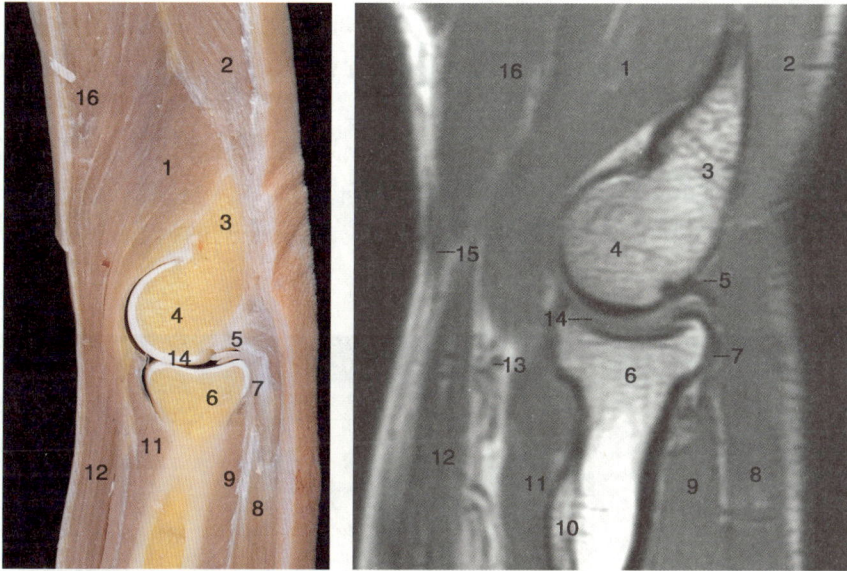

图 6-1-3 肘关节（经肱桡关节）的矢状断层及 MRI 影像

1. 肱肌；2. 肱三头肌；3. 肱骨；4. 肱骨小头；5. 关节囊；6. 桡骨头；7. 桡骨环状韧带；8. 指伸肌；9. 旋后肌；10. 桡骨粗隆；11. 旋前圆肌；12. 肱桡肌；13. 桡动静脉；14. 关节软骨或肱桡关节；15. 肘正中静脉；16. 肱二头肌

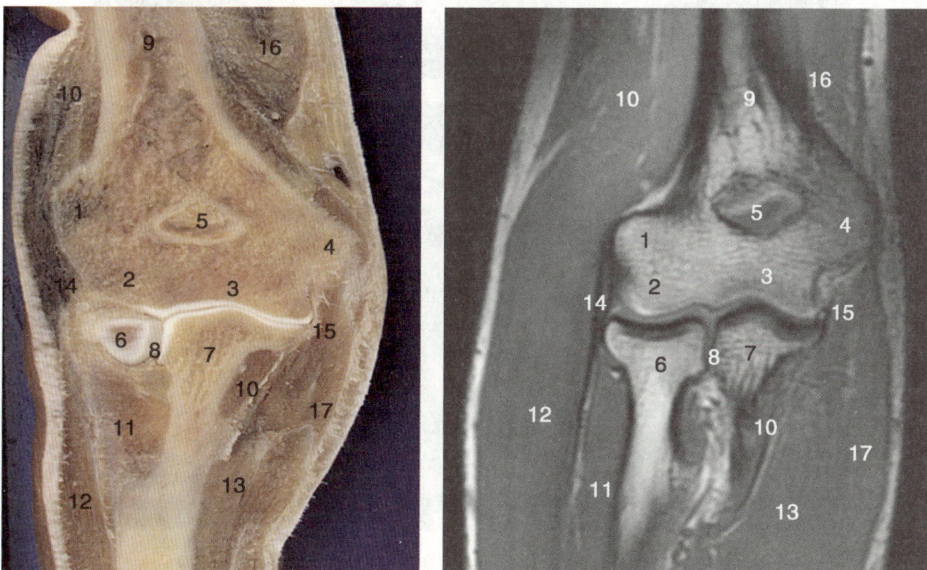

图 6-1-4 肘关节（经肱骨内、外上髁）的冠状断层及 MRI 影像

1. 肱骨外上髁；2. 肱骨小头；3. 肱骨滑车；4. 肱骨内上髁；5. 尺骨鹰嘴；6. 桡骨头；7. 尺骨；8. 桡尺近侧关节；9. 肱骨体；10. 肱肌；11. 旋后肌；12. 桡侧腕长伸肌；13. 指深屈肌；14. 关节囊；15. 尺侧副韧带；16. 肱三头肌内侧头；17. 尺侧腕屈肌

（3）手关节

1）手关节的横断层（图6-1-5）：桡骨下端和尺骨下方的关节盘先出现，两者共同形成桡腕关节窝，随层面下移则在关节窝的中央出现手舟骨、月骨和三角骨，其与周围结构之间的腔隙为桡腕关节腔。近侧列腕骨和远侧列腕骨相继出现，近侧列腕骨自桡侧向尺侧为手舟骨、月骨、三角骨和豌豆骨，远侧列腕骨为大多角骨、小多角骨、头状骨和钩骨；其间的腔隙为腕骨间关节腔，相互交通。随层面下移则依次出现腕掌关节、掌骨和指骨，其背侧为指伸肌腱，掌侧有鱼际肌、小鱼际肌和腕管及其内的结构。腕管出现于近侧列腕骨层面上，至掌骨层面消失，其由腕骨沟和腕横韧带构成，内有桡侧的拇长屈肌腱和尺侧的指浅、深屈肌腱，两者之间有正中神经通过。

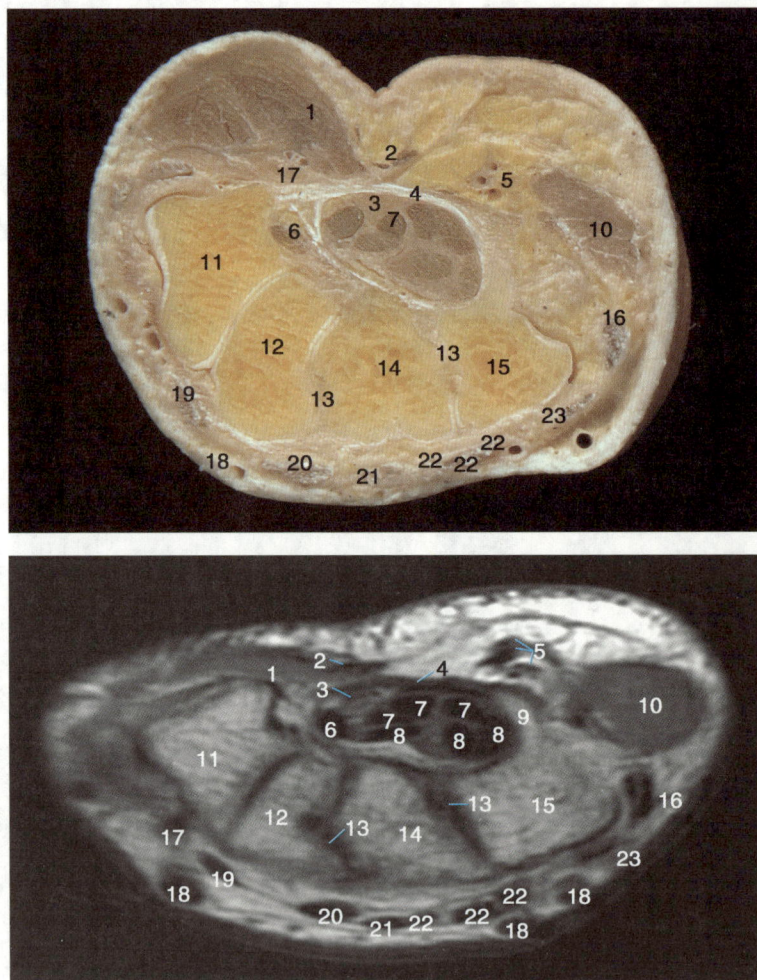

图6-1-5 手关节（经远侧列腕骨）的横断层及MRI影像

1. 拇短屈肌；2. 掌长肌腱；3. 正中神经；4. 屈肌支持带；5. 尺动静脉；
6. 拇长屈肌腱；7. 指浅屈肌腱；8. 指深屈肌腱；9. 钩骨钩；10. 小指展肌；
11. 大多角骨；12. 小多角骨；13. 腕骨间韧带；14. 头状骨；15. 钩骨；
16. 尺侧腕伸肌腱；17. 桡动脉；18. 手背静脉；19. 桡侧腕长伸肌腱；20. 桡侧腕短伸肌腱；21. 示指伸肌腱；22. 指伸肌腱；23. 小指伸肌腱

2）手关节的冠状断层:桡骨下端、尺骨下方的关节盘与手舟骨、月骨、三角骨呈上、下关系,其间有弧形的腕关节腔。近侧列腕骨的手舟骨、月骨、三角骨、豌豆骨和远侧列腕骨的大多角骨、小多角骨、头状骨、钩骨自桡侧向尺侧依次排列,其间为腕骨间关节腔。远侧列腕骨与掌骨底之间构成腕掌关节,掌骨头与近侧指骨底之间构成掌指关节。

（4）X 线、CT 和 MRI 图像:对照上肢关节的横、冠、矢状断层标本,在 CT、MRI 图像上先找到比较典型的结构或层面,如肱骨头等,以此向上下、前后和左右层面与断层标本进行对照观察。对照上肢关节标本观察肩关节、肘关节和腕关节的正、侧位 X 线片,分别辨认关节的结构。

二、下肢的断层和影像解剖

（一）实验目标

1. 观察股骨头、髋臼的形态和髋关节的构成及特点,辨认股骨头韧带、髋臼横韧带、髂股韧带、耻股韧带和坐股韧带。

2. 观察髋关节在横、冠状断层上的断层表现及变化规律。

3. 观察股骨下端、胫骨上端、髌骨的形态和交叉韧带、半月板、髌韧带、侧副韧带、髌支持带、翼状襞、髌下脂体、滑膜囊等结构。

4. 观察腘窝的构成和腘动脉、腘静脉、胫神经的位置关系。

5. 观察膝关节在横、冠、矢状断层上的表现及变化规律。

6. 观察胫骨下端、外踝和距骨滑车的形态,识别踝关节的内、外侧韧带。

7. 观察踝管的位置、构成、通过结构及踝管内结构的位置关系,观察跗骨、跖骨、跗骨间关节及其周围的韧带。

8. 观察踝关节和足部结构在横、冠状、矢状和斜断层上的断层表现及变化规律。

（二）实验教具

1. 标本

（1）髋关节、膝关节和踝关节。

（2）髋关节、膝关节和踝关节各部的连续横断层标本,层厚 10mm。

2. 模型　足骨。

3. 挂图　髋关节;膝关节;足骨及其连结。

4. X 线、CT 和 MRI 图像

（1）髋关节、膝关节、踝关节的 X 线正、侧位像。

（2）髋关节、膝关节和踝关节各部的横断层 CT 图像,层厚 5～10mm。

（3）膝关节矢状、冠状断层的 MRI 图像,层厚 5～10mm。

（三）实验内容

1. 髋关节　股骨头、股骨颈、髋臼、髋臼窝、髋臼唇、髋臼横韧带、股骨头韧带、髂股韧带、耻股韧带和坐股韧带。

2. 膝关节　股骨下端、胫骨上端、髌骨、前交叉韧带、后交叉韧带、内侧半月板、外侧半月板、髁间隆起、髁间窝、胫侧副韧带、腓侧副韧带、髌韧带、股四头肌腱、髌下脂体、翼状襞、髌上囊、髌下深囊、髌前皮下囊、腘斜韧带、髌内侧支持带、髌外侧支持带、腘动脉、腘静脉、胫神经和腘淋巴结。

3. 踝关节　胫骨下端、腓骨下端、距骨滑车、跗骨、趾长屈肌腱、蹈长屈肌腱、胫骨后肌腱、胫神经和胫后动、静脉。

（四）实验方法

1. 观察步骤 观察下肢关节的整体标本、模型和挂图,在脑海里形成立体概念。然后,模拟髋关节、膝关节和踝关节横断层标本和矢、冠状断层标本的制作方法,在标本上辨认股骨头韧带、内侧半月板和外侧半月板等器官结构,对一些不清楚的结构可采用连续跟踪的观察方法,或将横断层标本和矢、冠状断层标本叠加起来使其恢复原来的整体状态,对有空腔的管道可用软铁丝穿通来进行辨认;切忌"从断层到断层",仅对一个个层面上结构的形态、位置及毗邻关系进行死记硬背,而要养成"从整体到断层,由断层再返回整体"的断层影像思维模式;重点是器官结构的形态及其位置、毗邻关系的连续性变化规律,以适应不同个体和不同锯切方法的需要。再者,基本掌握前、后交叉韧带和内、外侧半月板等的横、矢状、冠状断层标本后,在 CT 和 MRI 图像上与断层标本进行对照观察,了解前、后交叉韧带和内、外侧半月板等器官结构在影像上的位置、形态及表现,从尸体过渡到活体,实现学习断层解剖的目的。

2. 观察方法

（1）髋关节

1）髋关节的横断层（图 6-2-1）:选取股骨头的上份、中份和下份三个断层。各断层的关节结构显示,外面为近似呈杯环的髋臼,圆形的股骨头充填于髋臼内,髋臼的中央底部为髋臼窝,髋臼窝与股骨头之间充填以结缔组织和股骨头韧带。关节囊的前部和前外侧部有髂股韧带和耻股韧带加强,后部有坐股韧带加强。上、下份断层较小,在下份断层的股骨头外侧与股骨颈相连。在髋关节前方的关节囊表面有较粗大的髂股韧带,后方有坐股韧带。各断层关节的前、后方和外侧被髋肌和大腿肌起始部所包裹,关节的前方可见股动、静脉(或髂外动、静脉)和股神经,后方可见坐骨神经等。髋骨的内侧为盆腔。

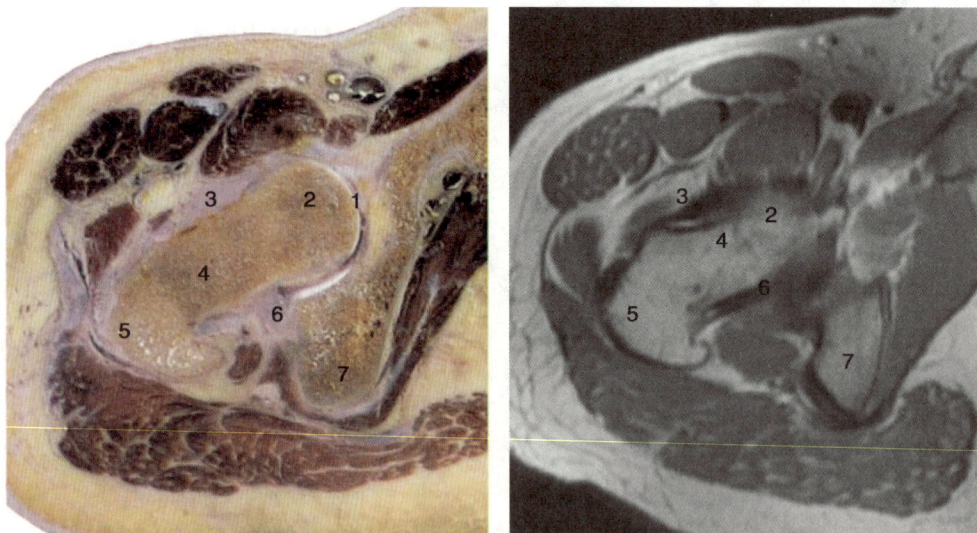

图 6-2-1　髋关节（经股骨头中份）的横断层及 MRI 影像

1. 髋臼;2. 股骨头;3. 关节囊和髂股韧带;4. 股骨颈;5. 大转子;6. 关节囊和坐股韧带;7. 坐骨

2）髋关节的冠状断层（图6-2-2）：选取髋关节的前份、中份和后份三个断层。各断层的关节结构显示，球形的股骨头断面构成髋关节的下外侧份；呈杯环状，凹口向下外侧的髋臼断面构成髋关节的上内侧份，髋臼的上、下端可见呈近似三角状的髋臼唇。髋关节中份断层的关节结构最大，股骨头与髋臼之间可见股骨头韧带上端连于股骨头凹，下端连于髋臼横韧带。各断层股骨头上外侧的关节囊表面均可见厚且致密的髂股韧带，后份断层的股骨颈下方的关节囊表面可见坐股韧带。关节的外侧和下方主要为髋肌等结构。

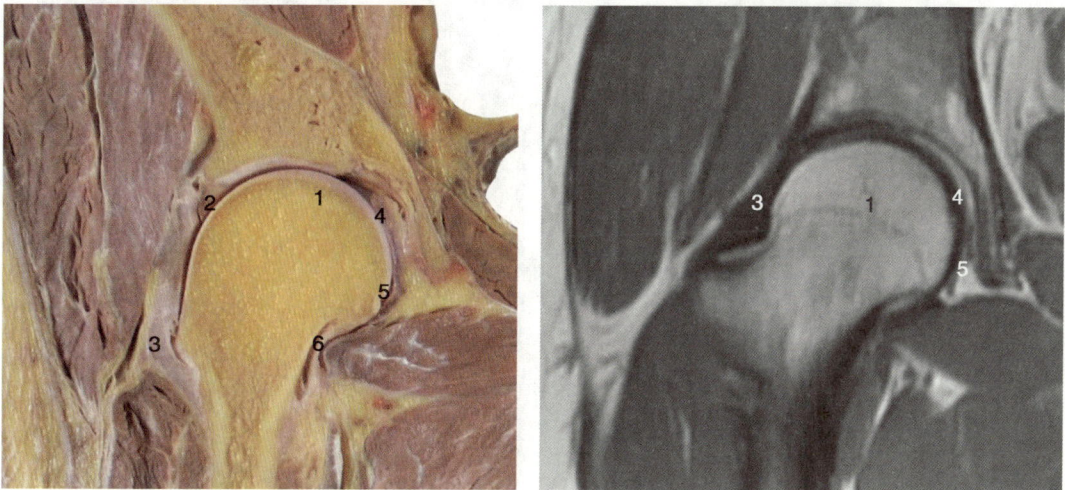

图6-2-2 髋关节（经髋关节中份）的冠状断层及MRI影像
1.股骨头；2.髋臼唇；3.关节囊；4.股骨头韧带；5.髋臼横韧带；6.关节囊

（2）膝关节：膝关节因胫骨关节面呈平台状，更适宜矢状断层和冠状断层观察，横断层虽为其基本平面，但显示关节结构的效果不佳，因而不作为主要方位断层选用。

1）膝关节的横断层（图6-2-3）：主要观察构成关节的股骨髁、髌骨、胫骨髁、髌支持带、关节软骨和腘窝内的结构。在髌骨中份和髌骨下缘断层上，主要为髌股关节，股骨的断面较大，下份断层的股骨下端由膨大的内侧髁和外侧髁构成，两髁之间为髁间窝，内有前、后交叉韧带。股骨前方有髌骨的断面，髌骨两侧有髌支持带。在半月板断层上，主要显示内、外侧半月板及中央区的髁间隆起及其前、后方的前、后交叉韧带。关节的前份可见髌韧带及其两侧的髌内、外侧支持带，髌韧带的深部可见髌下脂体及其覆盖滑膜形成的翼状襞。股骨下端和胫骨上端后方的疏松结缔组织区域为腘窝，由浅入深有胫神经、腘静脉和腘动脉；腓总神经随断层下移则自腘窝内移至其外侧。

2）膝关节的矢状断层（图6-2-4）：主要观察股骨髁、胫骨髁、髌骨、半月板、交叉韧带、髌支持带、髌韧带和髌下脂体及翼状襞等结构，为膝关节影像学检查的重要方位。影像检查膝关节的矢状断层常以交叉韧带所在方位作为基准平面。膝关节中份的矢状断层显示股骨的髁间窝和胫骨的髁间隆起；髁间窝与髁间隆起之间有前、后交叉韧带；关节前部的上方可见髌骨、股四头肌腱和髌上囊，下方有髌韧带，髌韧带与股骨、胫骨之间有髌下脂体及翼状襞。膝关节内、外侧份的矢状断层分别经股骨和胫骨的内、外侧髁，股骨内侧髁与胫骨内侧髁、股骨外侧髁与胫骨外侧髁之间分别可见内、外侧半月板。在经内侧半月板的外侧份（股骨和胫骨内侧髁的外侧份）和外侧半月板的内侧份（股骨和胫骨外侧髁的内侧份）断层上，分别可见内侧半月板的前、后角和外侧半月板的前、后角，均呈三角形，尖

65

伸向关节腔,底朝外,镶嵌于股骨内侧髁与胫骨内侧髁和股骨外侧髁与胫骨外侧髁之间。在经内侧半月板侧份(股骨和胫骨内侧髁的内侧份)和外侧半月板侧份(股骨和胫骨外侧髁的外侧份)断层上,分别可见内、外侧半月板侧缘,均呈板状;股骨内(外)侧髁和胫骨内(外)侧髁的前方分别可见髌内(外)侧支持带。膝关节的后方为腘窝,可见腘动、静脉和胫神经及其周围散在分布的腘淋巴结。

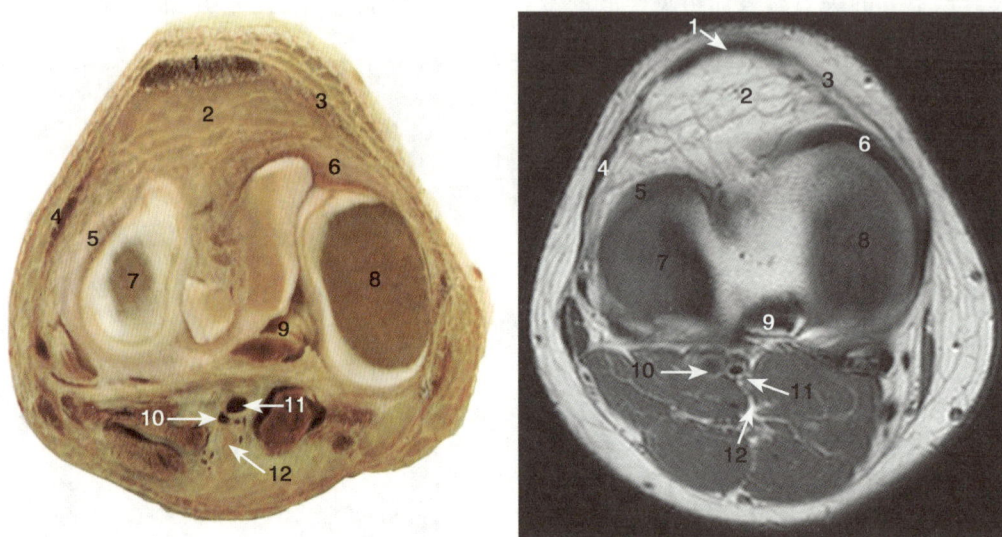

图 6-2-3　膝关节(经半月板)的横断层及 MRI 影像

1. 髌韧带;2. 髌下脂体;3. 髌内侧支持带;4. 髂胫束;5. 外侧半月板;6. 内侧半月板;7. 股骨外侧髁;8. 股骨内侧髁;9. 后交叉韧带;10. 腘静脉;11. 腘动脉;12. 胫神经

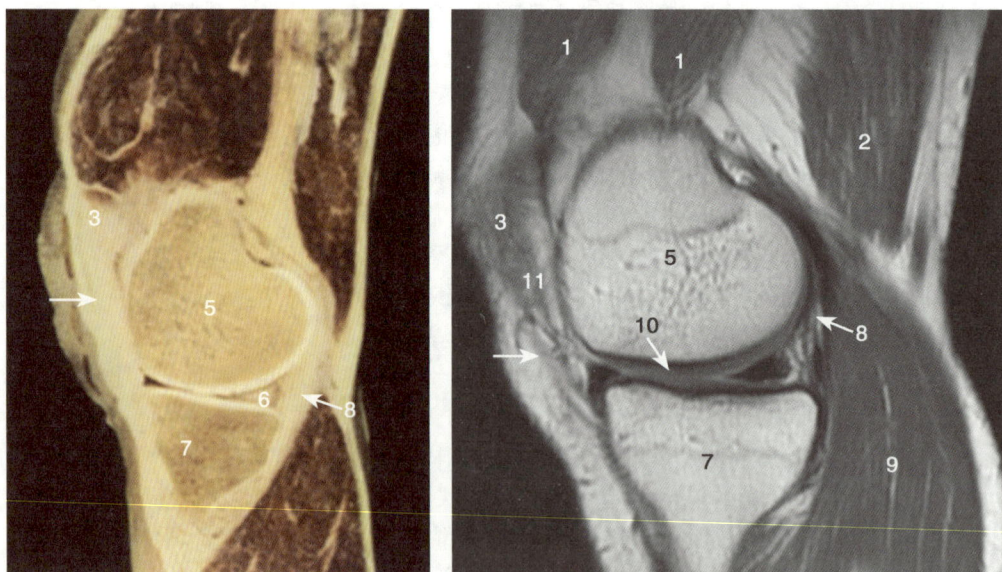

图 6-2-4　膝关节(经髌骨内侧缘)的矢状断层及 MRI 影像

1. 股内侧肌;2. 半膜肌;3. 髌骨内侧缘;4. 髌内侧支持带;5. 股骨内侧髁;6. 内侧半月板;7. 胫骨内侧髁;8. 关节囊;9. 腓肠肌内侧头;10. 关节软骨;11. 髌下脂体

3）膝关节的冠状断层（图6-2-5）：主要观察股骨髁、胫骨髁、半月板、侧副韧带等关节结构，为膝关节影像学的重要检查方位。前份断层主要观察髌骨、髌下脂体和内、外侧半月板的前角。中份断层适宜观察内、外侧半月板的侧份和交叉韧带、胫侧副韧带等，内、外半月板的断面分别位于关节腔的内、外侧，均呈三角形，其尖伸向关节腔，底朝向外，与关节囊相愈着；前、后交叉韧带位于关节的中份。后份适宜观察内、外侧半月板的后角和腓侧副韧带及腘窝内的腘动脉、腘静脉、胫神经等。

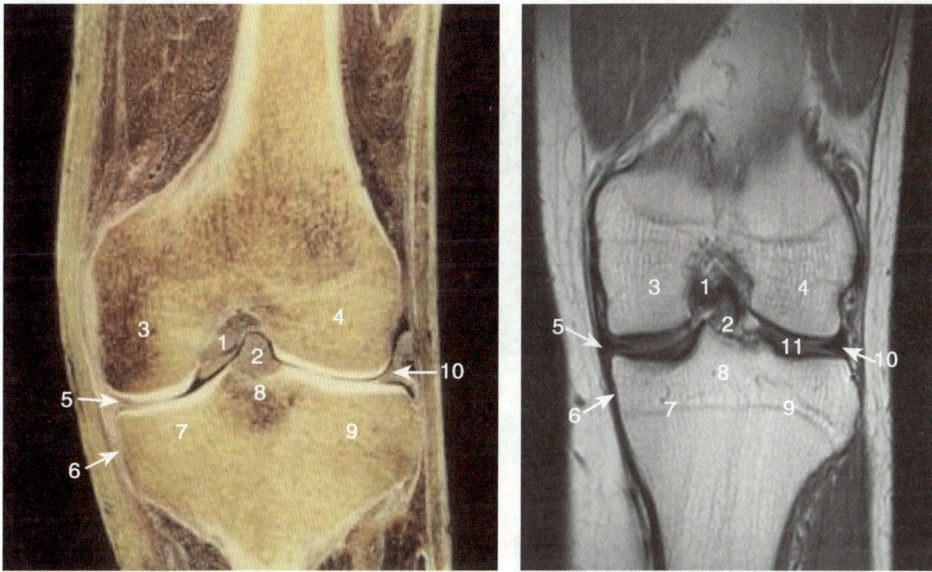

图6-2-5　膝关节（经髁间隆起）的冠状断层及 MRI 影像

1. 后交叉韧带；2. 前交叉韧带；3. 股骨内侧髁；4. 股骨外侧髁；5. 内侧半月板；6. 胫侧副韧带；7. 胫骨内侧髁；8. 髁间隆起；9. 胫骨外侧髁；10. 外侧半月板；11. 关节软骨

（3）踝部和足部

1）踝关节的横断层（图6-2-6）：主要观察胫骨下端、外踝、距骨滑车、踝关节侧副韧带、踝管及其内容物等。踝关节由肥大的距骨滑车、胫骨下端、内踝和外踝构成，其内侧有三角韧带；外侧有距腓前、后韧带和跟腓韧带；内踝的后方为踝管，其内自前向后有胫骨后肌腱、趾长屈肌腱、胫后血管和胫神经、踇长屈肌腱通过。

2）踝足部的斜断层（图6-2-7）：经内踝尖上方0.5cm 与第1跖趾关节最凸点作连线，该线向外侧作与地平面呈30°夹角的断面。断层以 Lisfranc 关节（跗跖关节）和 Chopart 关节（跗横关节）为界，将足部自前向后分为三部分，即前足、中足和后足。前足位于 Lisfranc 关节前方，其前份为趾骨区，主要显示趾骨、部分趾间关节和各跖趾关节；后份为跖骨区，主要显示跖骨和骨间肌。中足介于 Lisfranc 关节与 Chopart 关节之间，主要显示足舟骨、骰骨、三块（内侧、中间和外侧）楔骨和跗骨间关节及韧带。楔骨和骰骨与距骨底构成 Lisfranc 关节。后足位于 Chopart 关节（由距跟舟关节和跟骰关节构成，关节腔呈横置的"S"形，内侧部凸向前，外侧部凸向后）的后方，主要结构为距骨和跟骨，两骨之间有跗骨窦，内有距跟骨间韧带。

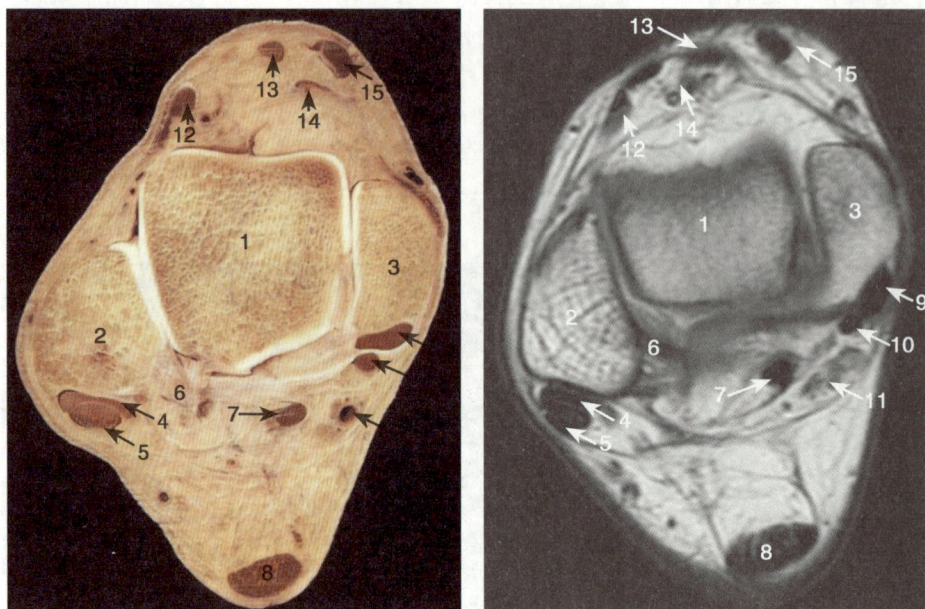

图 6-2-6　踝关节的横断层及 MRI 影像

1. 距骨滑车；2. 外踝；3. 内踝；4. 腓骨短肌腱；5. 腓骨长肌腱；6. 距腓后韧带；7. 蹞长屈肌腱；8. 跟腱；9. 胫骨后肌腱；10. 趾长屈肌腱；11. 胫后动、静脉；12. 趾长伸肌腱；13. 蹞长伸肌腱；14. 胫前动、静脉；15. 胫骨前肌腱

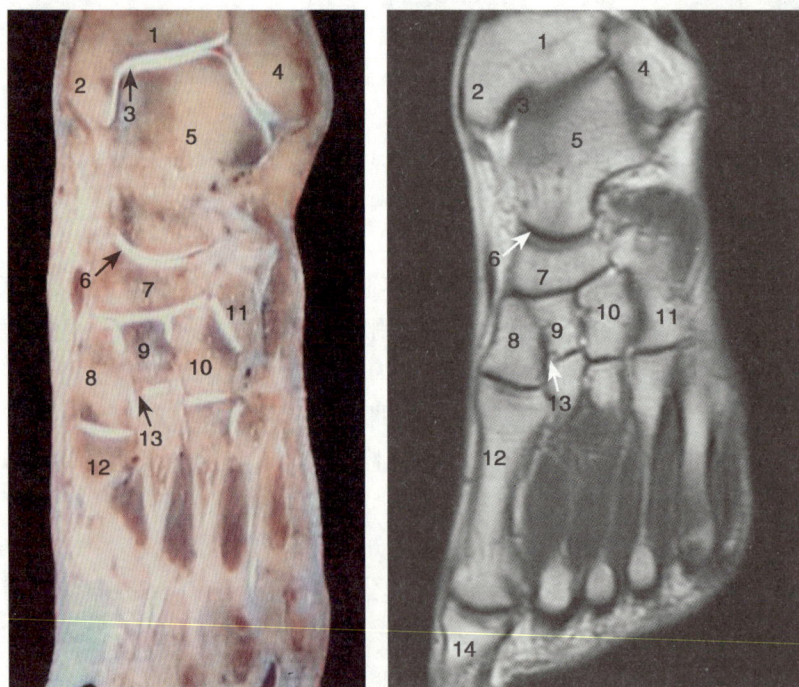

图 6-2-7　踝足部的斜断层及 MRI 影像

1. 胫骨；2. 内踝；3. 踝关节；4. 外踝；5. 距骨；6. 距跟舟关节；7. 舟骨；8. 内侧楔骨；9. 中间楔骨；10. 外侧楔骨；11. 骰骨；12. 跖骨底；13. Lisfranc 韧带；14. 蹞趾近节趾骨

3）踝足部的冠状断层（图 6-2-8）：在踝部的冠状断层主要观察踝关节、距跟关节和跗关节的内、外侧副韧带及踝管结构等；在足部的冠状断层主要观察足部骨关节及足底各层次的肌、血管和神经等结构。踝部的冠状断层其上份为踝关节，可见胫骨下端、外踝和内踝；在不同断层的关节内侧分别可见三角韧带的胫距前韧带、胫距后韧带、胫舟韧带和胫跟韧带；在不同断层的关节外侧分别可见距腓前韧带、距腓后韧带和跟腓韧带。踝部的冠状断层其下份有距骨和跟骨构成的距跟关节，该关节的下方为足底结构，主要为足底肌、血管、神经和足底腱膜等结构。

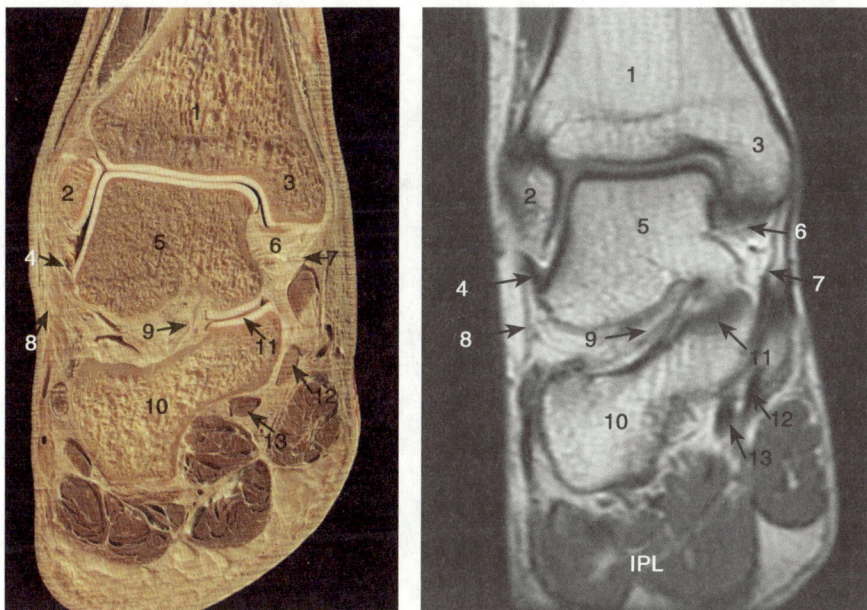

图 6-2-8　踝足部的冠状断层及 MRI 影像

1. 胫骨；2. 外踝；3. 内踝；4. 距腓前韧带；5. 距骨；6. 三角韧带（胫距后部）；7. 三角韧带（胫跟部）；8. 伸肌支持带；9. 距跟骨间韧带；10. 跟骨；11. 距跟舟关节；12. 踇长屈肌腱；13. 趾长屈肌腱

（4）X 线、CT 和 MRI 图像：对照下肢关节的横、冠、矢状断层标本，在 CT、MRI 图像上先找到比较典型的结构或断层，如股骨头和膝关节正中矢状面等，以此向上下、前后和左右断层与断层标本进行对照观察。对照下肢关节标本观察髋关节、膝关节和踝关节的正、侧位 X 线片，分别辨认关节的结构。

（赵咏梅　王　莹　王振宇　耿左军　徐海波　崔广和）

第七章　脊柱区

（一）实验目标

1. 观察椎体的一般形态结构,观察骨松质和骨密质在椎体各部的分布特点及它们MRI、CT表现。

2. 辨认椎间盘的纤维环、髓核、sharpey纤维和透明软骨终板,并观察它们CT、MRI表现。比较颈、胸、腰椎椎间盘的形态及厚度差异。

3. 辨认前纵韧带、后纵韧带、黄韧带、棘间韧带和棘上韧带,并观察这些韧带CT、MRI表现。

4. 观察椎间孔构成及其内的结构。比较颈、胸、腰椎椎间孔的走行方向及其脊神经根在椎孔的位置。观察骶管的形态及骶管裂孔,查看骶管与椎管、骶管裂孔的关系。

5. 观察椎管的构成,比较颈、胸、腰段椎管在横断层面上的形态差异。

6. 观察侧隐窝的形态、位置及通过结构。查看盘黄间隙的位置及其与侧隐窝的关系,辨认其内通过的结构。查看上关节突旁沟和椎弓根下沟的位置、形态,观察其内的结构。

7. 观察硬膜外隙和蛛网膜下隙的位置、形态及其结构,比较硬膜外隙与蛛网膜下隙的特点及其CT、MRI表现。

8. 观察脊髓各段的横断面形态和变化。

9. 辨认椎体静脉、椎内静脉丛和椎外静脉丛,观察其影像学表现。

10. 观察颈椎、胸椎和腰椎关节突关节的形态,辨认其上关节突和下关节突。

11. 查看肋头关节和肋横突关节的构成及其与胸椎椎体、椎间盘的关系。

12. 观察钩椎关节、寰枢关节和寰枕关节的构成及其CT、MRI表现。

13. 观察脊柱颈、胸、腰段的经椎弓根横断面、经椎体下部横断面和经椎间盘横断面等的解剖学结构及CT、MRI表现。

14. 观察经第1、2骶椎横断面的解剖学结构及CT、MRI表现。

15. 观察脊柱颈、胸、腰、骶段的正中矢状面和旁正中矢状层面的解剖学结构及CT、MRI表现。

（二）实验教具

1. 标本

（1）骨架。

（2）颈椎、胸椎、腰椎、骶骨和尾骨。

（3）连接椎骨的结构:椎间盘、前纵韧带、后纵韧带、黄韧带、棘间韧带、棘上韧带、横突间韧带和关节突关节。

（4）肋骨及肋椎连结、寰枢关节和寰枕关节。

（5）经寰枢关节和寰枕关节的横断面,颈、胸、腰和骶段经椎间盘、椎体下部和椎弓根的横断层面。

（6）脊柱的正中矢状切和旁正中矢状切。

（7）颈段脊柱(示钩椎关节)。

（8）脊髓及脊髓被膜。

2. 模型

（1）腰神经通道。

（2）脊柱的正中矢状切和旁正中矢状切。

（3）椎静脉系。

3. 挂图

（1）脊柱的正面、侧面和后面观。

（2）颈椎、胸椎、腰椎、骶骨和尾骨。

（3）椎骨的连结、肋骨及肋椎连结、寰枢关节和寰枕关节。

（4）经寰枢关节和寰枕关节的横断面,颈、胸、腰和骶段经椎间盘、椎体下部和椎弓根的横断层面。

（5）脊柱的正中矢状切和旁正中矢状切。

（6）颈段脊柱(示钩椎关节)。

（7）脊髓及其被膜。

4. CT 和 MRI 图像

（1）脊柱颈部、胸部、腰部和骶尾部的连续横断面 CT 和 MRI 图像。

（2）脊柱颈部、胸部、腰部和骶尾部的连续矢状面 CT 和 MRI 图像。

（3）寰枢关节、寰枕关节连续横断面 CT 和 MRI 的图像。

（三）实验内容

1. 脊柱颈段　横突孔、椎血管、钩椎关节、关节突关节、椎间盘、椎间孔、椎管、黄韧带、寰枢关节、脊髓和硬膜外隙。

2. 脊柱胸段　肋头关节、肋横突关节、关节突关节、黄韧带、椎间孔、椎管和脊髓。

3. 脊柱腰段　侧隐窝、盘黄间隙、上关节突旁沟、椎弓根下沟、马尾、关节突关节、椎间盘、椎间孔、椎管和黄韧带。

4. 脊柱骶尾段　骶管、骶管裂孔、骶前孔和骶椎间盘。

（四）实验方法

1. 观察步骤　首先,通过标本、模型和挂图,理解各部椎骨一般形态结构,骨密质和骨松质在椎骨的分布特点,同时与 X 线平片、CT 和 MRI 的椎骨进行对照观察;通过标本、模型和挂图理解椎孔(椎管)和椎间孔位置及构成,椎间盘、前纵韧带、后纵韧带、黄韧带、棘间韧带、棘上韧带、横突间韧带、关节突关节等位置和结构特点,同时与 CT 和 MRI 进行对照观察。

2. 观察方法

（1）脊柱区的横断层

1）脊柱区横断层面的分段:脊柱区的横断层面依据椎骨所在部位分为颈、胸、腰和骶尾段,颈段为寰枕关节至第 7 颈椎之间的层面,主要特征是有颈椎横突孔及其内的椎动、静脉;胸段为第 1 胸椎至第 12 胸椎之间的层面,主要特征是有肋头关节和肋横突关节;腰段为第 1 腰椎至第 5 腰椎之间的层面,可依据其断面较大、无肋凹和横突孔与其他椎骨相区别,且第 1 腰椎以下层面的椎管内无脊髓而出现马尾;骶尾段为骶骨和尾骨所在的层面,主要特征是骶骨有骶前孔和尾骨较细小而无管腔。

2)脊柱区颈段的横断层:由形态特殊的第 1、2 颈椎和第 3~7 颈椎及其连结构成,主要观察寰枕关节、寰枢关节、钩椎关节、椎管及其内容、椎间孔及其内容、椎体及其连结,为临床颈肩痛等的影像定位诊断提供解剖学依据。

经寰枕关节层面为脊柱区的最高层面,寰枕关节腔呈凸向外侧的弧形,其内侧为枕髁,外侧是新月形的寰椎侧块,为脊柱区与颅底的连接处(图 7-1-1)。寰枢关节由寰枢正中关节和左、右寰枢外侧关节构成,经寰枢正中关节的层面先出现,其由寰椎前弓后面的齿突凹和枢椎齿突构成,关节腔呈环状;其后方有寰椎横韧带连结于左、右侧寰椎侧块之间,与后方椎管内的脊髓相分隔;随层面下移则出现寰枢外侧关节(图 7-1-2)。

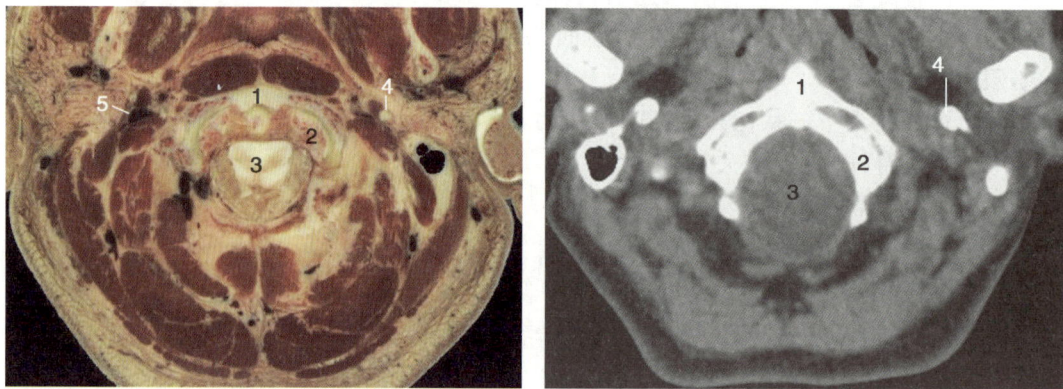

图 7-1-1　经寰枕关节横断面及 CT 图像
1. 寰椎;2. 枕骨;3. 枕骨大孔;4. 茎突;5. 颈内静脉

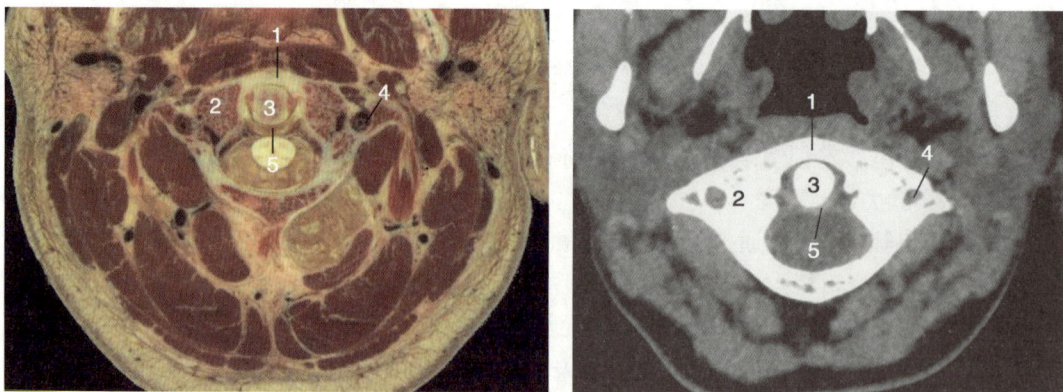

图 7-1-2　经寰枢关节横断面及 CT 图像
1. 寰椎前弓;2. 寰椎侧块;3. 枢椎齿突;4. 横突孔;5. 寰椎横韧带

第 2~7 颈椎椎体呈椭圆形,相对较小;第 3~7 颈椎体上面侧缘有隆起的椎体钩,与上位椎体下面侧缘的唇缘相连结构成钩椎关节。钩椎关节腔的外侧为椎体钩,内侧是上位椎体,与后方的椎间孔及脊神经根和外侧的横突孔及椎动、静脉相邻。除第1、2颈椎之间无椎间盘外,其余颈椎体之间均由椎间盘相连结。椎间盘由中央的髓核和外周的纤维环及Sharpey纤维构成,其上、下面有透明软骨终板相贴。椎体和椎间盘的前、后方有宽阔的前纵韧带和较窄的后纵韧带贴附。椎体向后延伸为椎弓根和椎弓板,与椎体共同围成椎孔;相邻椎弓板之间有黄韧带相连结,其后方有棘突间的棘间韧带和附着于棘突末端的棘上韧带。

椎管呈近似三角形,左右径较前后径长;其内有近似圆形的脊髓,脊髓与椎管之间为硬脊膜及贴于其内的蛛网膜和硬膜外隙、蛛网膜下隙。硬膜外隙内有脊神经根经椎间孔出入。椎间孔呈较短的骨性管道,自后内侧斜向前外侧,其前内侧为椎体、椎间盘和钩椎关节,后外侧是关节突关节,内有脊神经根等通过。关节突关节呈近似横位,关节腔前方为下位颈椎的上关节突,后方是上位颈椎的下关节突。横突孔位于椎体两侧,呈圆形,内有椎动脉和(或)椎静脉通行(图7-1-3)。

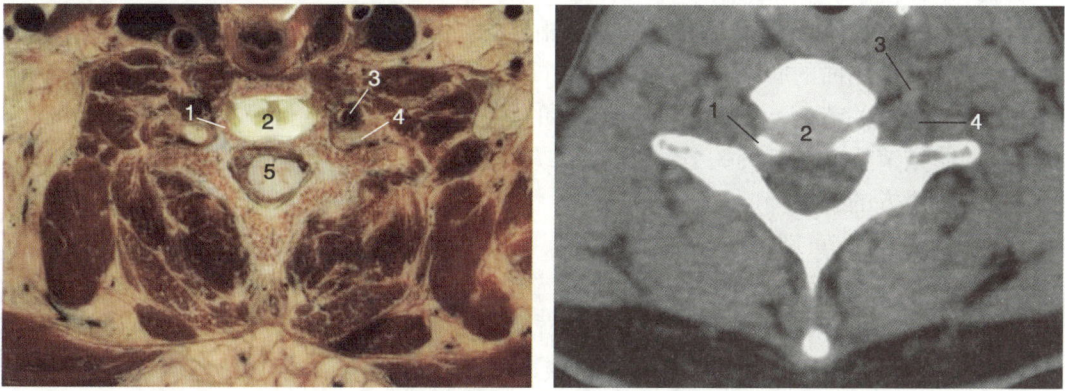

图7-1-3　经颈椎椎间盘横断面及CT图像
1. 椎体钩;2. 椎间盘;3. 椎动脉;4. 脊神经节;5. 硬膜囊

3）脊柱区胸段的横断层(图7-1-4,图7-1-5):由第1~12胸椎椎体及其连结构成,主要观察椎管、椎间孔、椎体及其连结和肋头关节、肋横突关节,为临床胸椎结核等的影像定位诊断提供形态学基础。

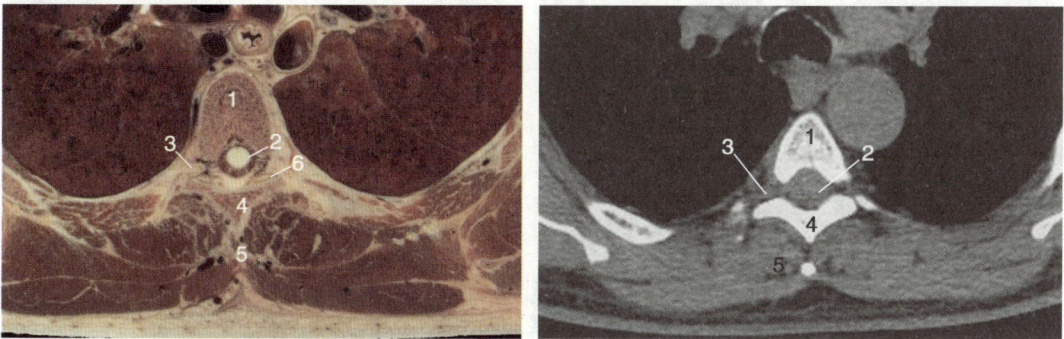

图7-1-4　经胸椎椎体横断面及CT图像
1. 椎体;2. 胸髓;3. 胸神经根;4. 椎弓板;5. 棘突

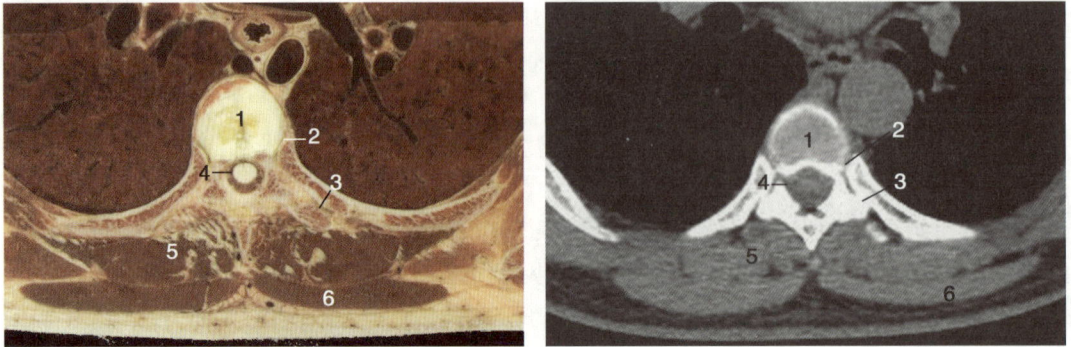

图 7-1-5　经胸椎椎间盘的横断面及 CT 图像
1. 椎间盘;2. 肋头关节;3. 肋横突关节;4. 胸髓;5. 竖直肌;6. 背阔肌

　　胸椎椎体自上而下逐渐增大,中胸段呈心形,其前后径大于左右径。椎体之间由椎间盘及其前方的前纵韧带和后方的后纵韧带相连结,椎间盘较薄,其外侧出现肋头的断面。肋头与相邻椎体侧面的肋凹构成肋头关节,即肋头中份与胸椎间盘相邻,上份与上位胸椎侧面的肋凹形成关节,下份与下位胸椎侧面的肋凹形成关节。胸椎横突的前面有肋凹,与其前方的肋结节构成肋横突关节。

　　椎弓根后方的棘突伸向后下方,呈叠瓦状;黄韧带和棘间韧带则分别位于上、下椎弓板之间和棘突之间,黄韧带构成椎管的后壁。关节突关节呈近似横位,关节腔的前方是下位胸椎的上关节突,后方是上位胸椎的下关节突,参与构成椎间孔的后壁。椎管呈近似圆形,脊髓位于其内;脊髓周围的硬膜外隙内有明显的脂肪组织,主要分布于椎弓与硬脊膜之间,椎体与硬脊膜之间较少见到脂肪组织。椎间孔呈横位,其前方为椎间盘和椎体,后方是关节突关节,内有脊神经根及脊神经节。

　　4) 脊柱区腰段的横断层(图 7-1-6,图 7-1-7):由第 1~5 腰椎及其连结构成,主要观察椎管、椎间孔、椎体及其连结和侧隐窝、腰神经通道、马尾,为临床腰椎间盘突出等的影像定位诊断提供形态学依据。

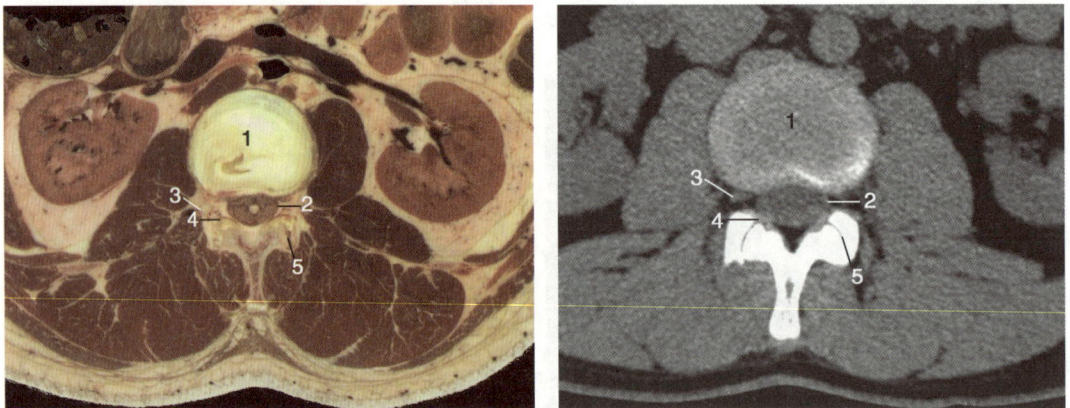

图 7-1-6　经腰椎椎间盘的横断面及 CT 图像
1. 椎间盘;2. 硬膜囊;3. 脊神经节;4. 黄韧带;5. 关节突关节

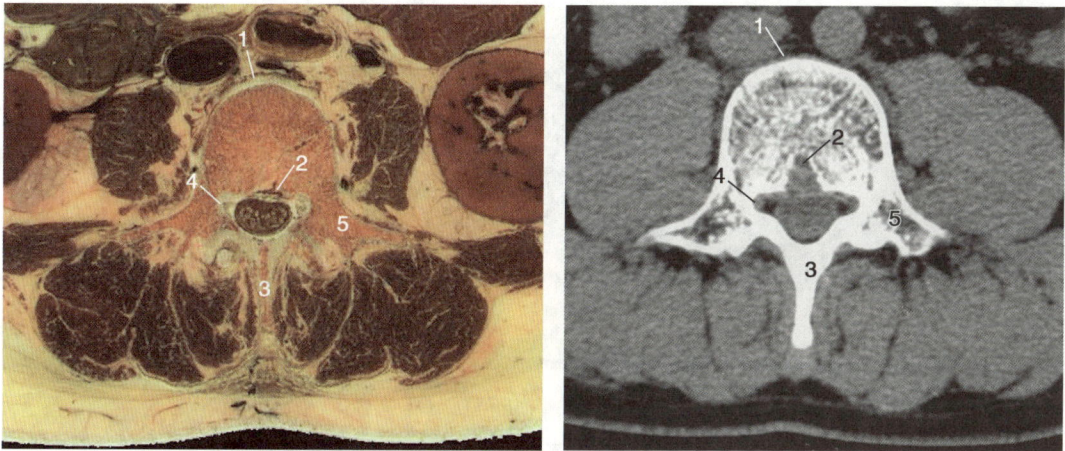

图7-1-7 经腰椎椎弓根层面及CT图像
1. 前纵韧带；2. 椎体静脉；3. 棘突；4. 侧隐窝及脊神经根；5. 横突

　　腰椎椎体较大，呈肾形，其左右径大于前后径。椎体之间的椎间盘较厚，其向椎体上、下面的凹陷处突入，形成椎间盘长入椎体内的假象。在靠近椎体上、下面的横断层面上，椎体后份常出现2个圆形的椎间盘断面。黄韧带连结于相邻椎弓板之间，呈节段性、叠瓦状的"V"形结构，构成椎管的后外侧壁；其前缘参与围成椎间孔。关节突关节位于黄韧带的外侧，呈近似矢状位；关节腔的外侧为下位腰椎的上关节突，内侧是上位腰椎的下关节突，关节突关节也参与围成椎间孔。

　　椎管的形态差异较大，自上而下呈卵圆形、三角形和三叶形，内有脊髓圆锥（第1腰椎层面）或马尾（第1腰椎以下的层面）。椎管内的硬脊膜及贴于其内面的蛛网膜形成硬脊膜囊和蛛网膜囊，包裹终池内的马尾和终丝，向下延续至第2骶椎高度。侧隐窝出现于三角形椎管的外侧，其前方为椎体，后方是上关节突和黄韧带，外侧是椎弓根，内有腰神经根通过。三叶形椎管外侧的侧隐窝更为明显，其左右径增大，侧隐窝向外下与椎间孔相延续。椎间孔即椎间管，其前方为椎体和椎间盘，后方是黄韧带和关节突关节，内有腰神经根通过。

　　脊髓与椎管不等长，脊髓在第1腰椎椎体下缘层面消失；腰神经根和骶、尾神经根离开硬脊膜囊后，沿椎管外侧部逐渐下行至椎间孔（管）穿出，此段骨纤维管道为腰神经通道。在腰椎椎间盘横断层面上的椎间盘与其后方的黄韧带之间为盘黄间隙，此间隙的外侧份有腰神经根通过。盘黄间隙向上、下连通椎体与椎弓之间的侧隐窝，二者均呈节段性，相互连接形成椎管的外侧部。

　　5）脊柱区骶、尾段的横断层（图7-1-8）：由第1～5骶椎融合成的骶骨和第1～3尾椎融合成的尾骨连结构成，主要观察骶管和骶前孔及其内结构，为临床脊柱骶尾段病变的影像定位诊断提供解剖学依据。

　　骶椎椎体上部层面为脊柱的最宽大处，随层面下移则逐渐缩小，至尾骨层面时仅为细小的骨结构。骶骨内有退化后的细小的椎间盘，其前方为相邻的上一骶椎椎体断面，后方

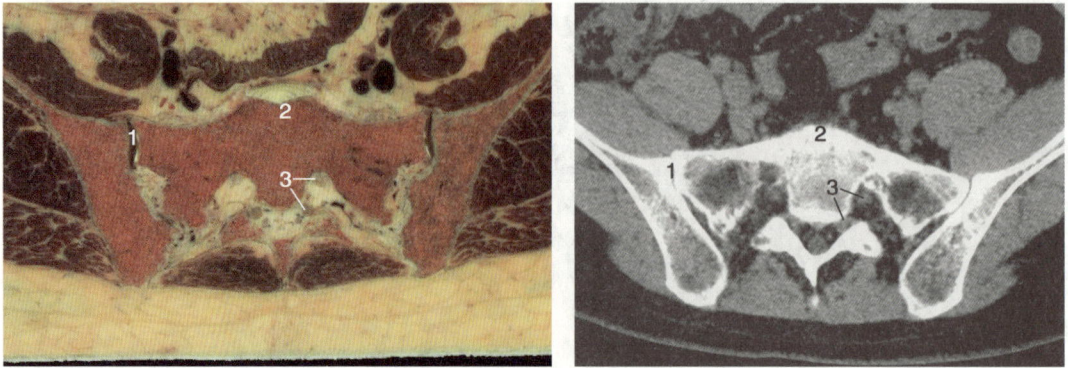

图 7-1-8　经骶岬横断面及 CT 图像
1. 骶髂关节；2. 骶岬；3. 神经根

是相邻的下一骶椎椎体断面。骶管与椎管相延续，断面由三角形逐渐向下移行为长椭圆形，内有骶、尾神经根和终丝。硬脊膜囊在第 2 骶椎层面消失，其内的终丝则附于尾骨。

（2）脊柱区的矢状断层

1）脊柱区矢状断层的分部：脊柱区的矢状层面分为正中矢状层面和左、右旁正中矢状层面，正中矢状层面为椎体正中线所在的层面，主要特征是有连续的脊髓断面；左、右旁正中矢状层面为椎间孔所在的层面，主要特征是有脊柱颈、胸、腰段的椎间孔。

2）脊柱区正中矢状层面（图 7-1-9）：由脊柱区颈、胸、腰和骶尾段构成，主要观察椎体、椎间盘、椎管及脊髓、马尾，为临床椎间盘突出症等的 MRI 影像定位诊断提供形态学基础。

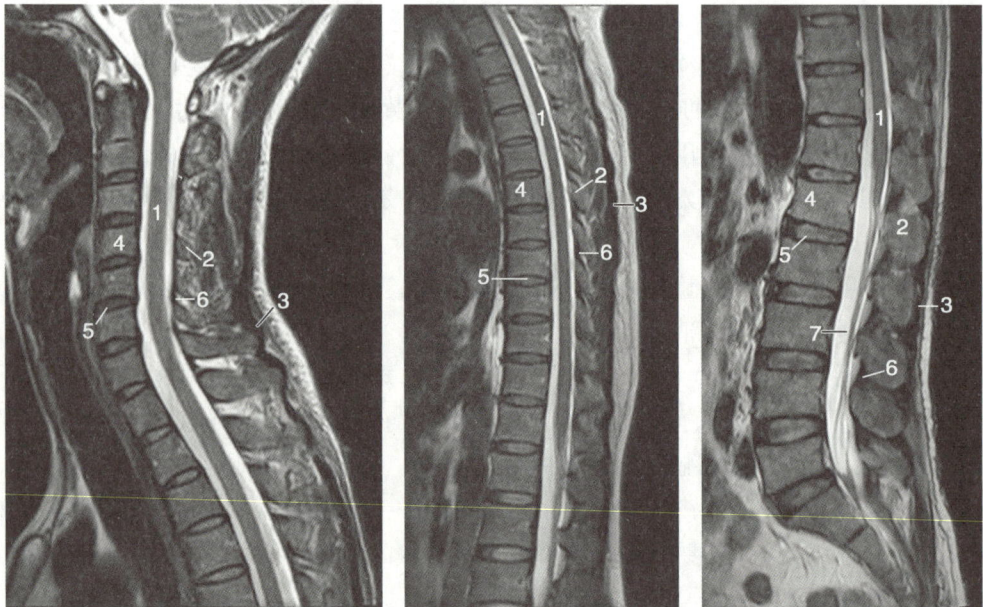

图 7-1-9　脊柱正中矢状面 MRI T_2WI 影像
1. 脊髓；2. 棘突；3. 棘上韧带；4. 椎体；5. 椎间盘；6. 黄韧带

寰椎前弓后面的齿突凹与枢椎齿突构成寰枢正中关节,齿突后方隔细小的寰椎横韧带与椎管内的脊髓相邻。第3~7颈椎椎体较小,由较薄的颈椎椎间盘相连结,其前、后方分别有前纵韧带和后纵韧带相贴。椎间盘前份较后份厚,其前缘约为后缘高度的2倍;椎间盘较相邻的椎体薄,约为椎体高度的1/3。第2~6颈椎的棘突较短,其间有棘间韧带相连,向后与棘突末端的项韧带相延续。

胸椎椎体自上而下逐渐增大,其前缘高度小于后缘;椎间盘较颈、腰段薄,前部薄后部厚。椎弓板后方的棘突较长,呈叠瓦状斜向后下方。黄韧带和棘间韧带分别位于椎弓板、棘突之间,后者向后与棘突末端的棘上韧带相连。腰椎椎体和椎间盘较颈、胸段粗大,椎间盘的中份向上、下膨出,其前、后端也较大,犹如横置的花瓶。椎间盘厚度为相邻椎体高度的1/2,其后缘平直或轻度后凸,与椎管内硬脊膜囊之间有丰富的脂肪组织。椎弓板后方的棘突呈板状,水平伸向后方;黄韧带、棘间韧带分别位于椎弓板和棘突之间,二者相连且向后延续为棘突表面的棘上韧带。骶骨呈底朝上、尖伸向下方的三角形,其前部的骶椎椎体之间有较细小且不完整的椎间盘。骶骨中部为骶管,与上方的椎管相延续;其后部下方的缺损为骶管裂孔。骶骨下方细小的尾骨弯向前方,其内可有不完整的椎间盘。

椎管位于脊柱区中央,其前方为椎体、椎间盘和后纵韧带,后方是椎弓板和黄韧带,内有脊髓及其被膜。脊髓前、后方有硬脊膜及其紧贴的蛛网膜,硬脊膜与椎管内面之间为硬膜外隙,蛛网膜深部有蛛网膜下隙。脊髓在第1腰椎椎体处稍膨大后消失,其下方有细条状的终丝和马尾,位于硬脊膜囊形成的终池内。椎管向下延续为骶骨内的骶管,硬脊膜囊在第2骶椎高度消失。

3)脊柱区旁正中矢状层面(图7-1-10):由脊柱区颈、胸、腰和骶尾段构成,主要观察椎间孔和关节突关节,为临床椎间孔狭窄等的MRI影像定位诊断提供形态学依据。

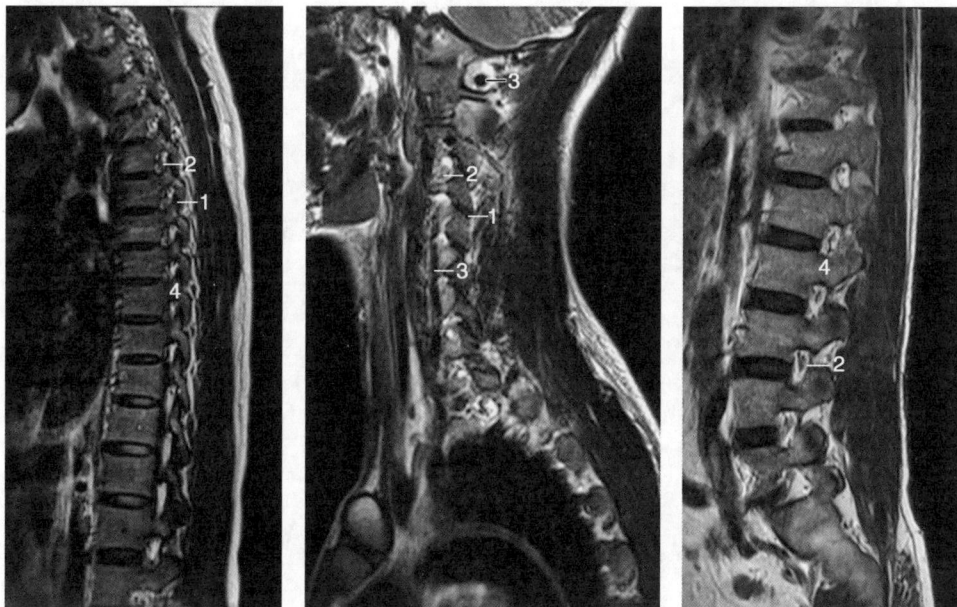

图7-1-10 脊柱旁正中矢状面 MRI T₁WI 影像
1. 关节突关节;2. 椎间孔;3. 椎动脉;4. 椎弓根

颈椎椎间孔呈卵圆形,上下径较前后径稍长;依据椎间孔内的结构分为上、下部,上部内有静脉和脂肪组织,下部有颈神经根通过。椎间孔内的颈神经根常低于相应椎间盘平面,前根位于下方,后根位于上方。胸椎椎间孔呈卵圆形,上下径较前后径长,内有胸神经根通过。腰椎椎间孔的形态不规则,上下径大于前后径;腰椎椎间孔也分为上、下部,上部有腰神经根等通过,下部为静脉的通道。寰椎侧块的关节凹与上方枕骨的枕髁构成寰枕关节,关节腔呈弧形。颈椎的关节突近似水平位,其下位颈椎上关节突的关节面朝向上后方,上位颈椎下关节突的关节面朝向下前方,关节腔稍向后下倾斜。胸椎的关节突呈冠状位,其下位胸椎上关节突的关节面朝向后上方,上位胸椎下关节突的关节面朝向前下方,关节腔斜向后下方。腰椎的关节突近似矢状位,其下位腰椎上关节突的关节面朝向后内侧,上位腰椎下关节突的关节面朝向前外侧,关节腔斜向后下方。

(3) X线、CT和MRI图像:对照脊柱区的横、矢状断层标本,在CT、MRI图像上先找到比较典型的层面,如寰枢关节和脊柱正中矢状面等,以此向上下和左右层面与断层标本进行对照观察。对照脊柱区标本观察脊柱区各段的正、侧位X线片,分别辨认椎间孔和关节突关节等重要结构。

(韦 力 李志军 徐文坚 张洪武 黎庶)

实验报告

第一章　头　　部

一、颅脑的横断层和影像解剖

实验内容:_____

姓名:_____ 学号:_____ 得分:_____

1. 填图

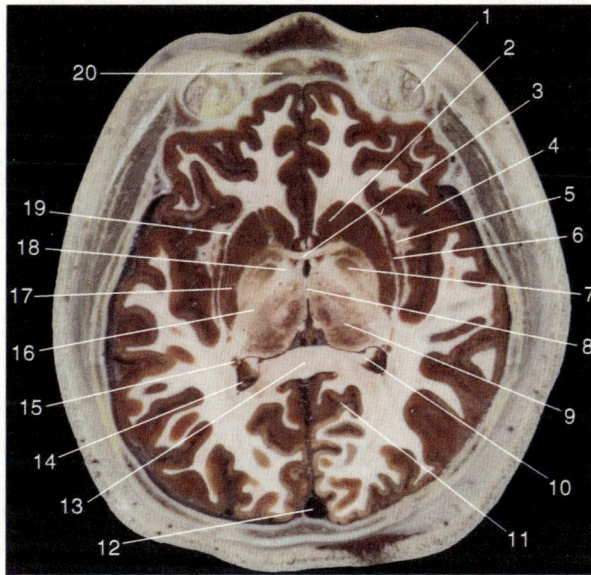

图 1-1-4　经前连合的横断层面

2. 绘图：请绘图显示头部过室间孔横断面的主要结构

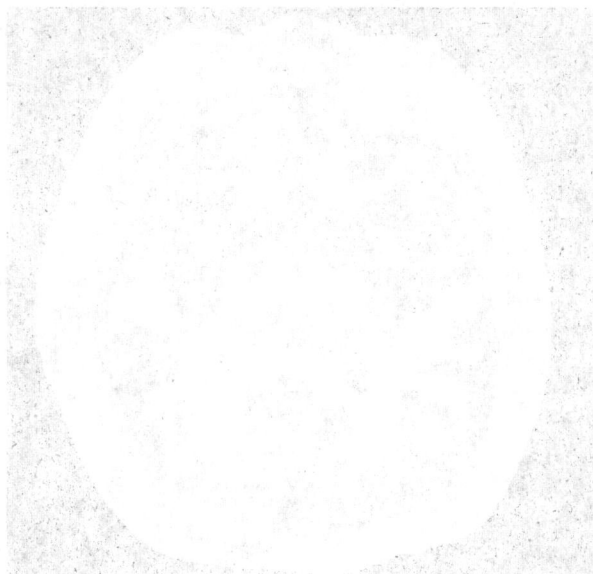

第一章 头 部

二、颅脑的冠、矢状断层和影像解剖

实验内容：_____

姓名：_____ 学号：_____ 得分：_____

1. 填图

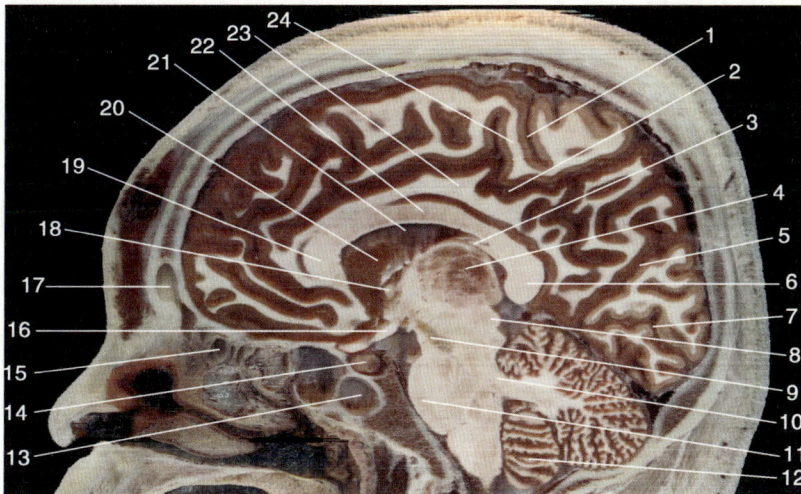

图 1-2-6　经垂体的矢状断层面

2. 绘图： 请绘图显示头部正中矢状断面的主要结构

第一章　头　　部

实验内容:＿＿＿＿＿＿＿＿＿＿＿＿＿＿＿＿＿＿＿

姓名:＿＿＿＿＿　学号:＿＿＿＿＿＿＿＿　得分:＿＿＿＿＿

1. 填图

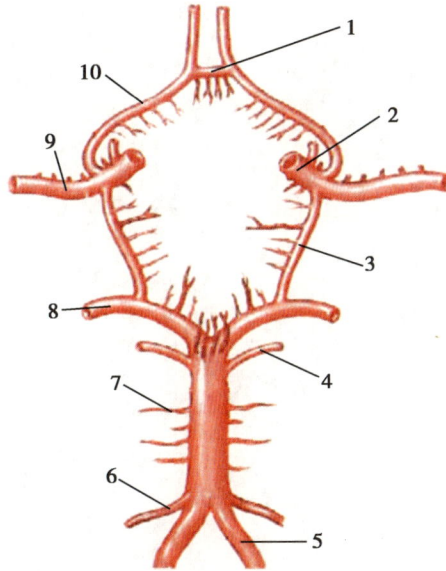

图 1-3-5　大脑动脉环

2. 绘图：请绘图显示脑底动脉环

第二章　颈　　部

实验内容:＿＿＿＿＿＿＿＿＿＿＿＿＿＿＿＿＿＿＿＿

姓名:＿＿＿＿＿＿学号:＿＿＿＿＿＿＿＿＿得分:＿＿＿＿＿＿

1. 填图

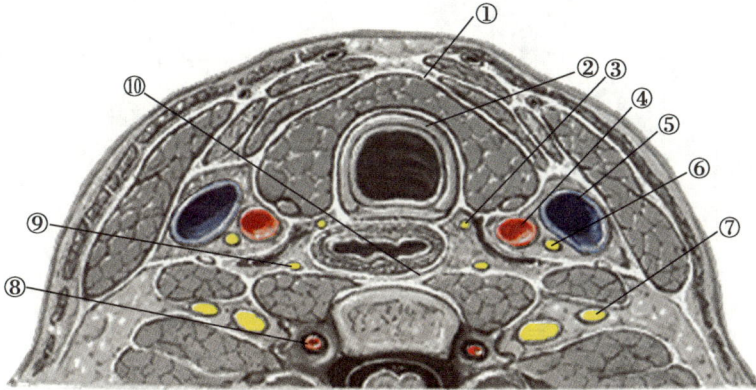

图2-1-3　平第七颈椎体横断层面

2. 绘图：请绘图显示颈部正中矢状断面的主要结构

第三章 胸 部

一、纵隔的断层和影像解剖

实验内容:＿＿＿＿＿＿＿＿＿＿＿＿＿＿＿＿＿＿

姓名:＿＿＿＿＿ 学号:＿＿＿＿＿＿＿ 得分:＿＿＿＿

1. 填图1:

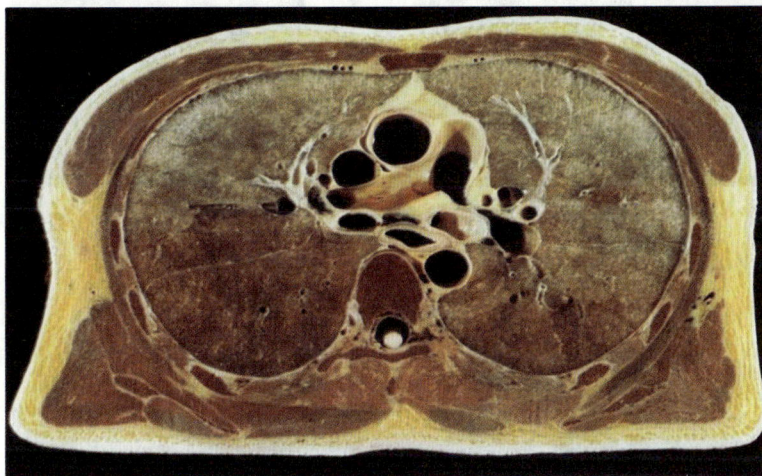

图3-1-3 经肺动脉干及左右肺动脉的横断层面(实物图)
在上图标记出:升主动脉、上腔静脉、右肺动脉、左主支气管和食管

2. 填图 2

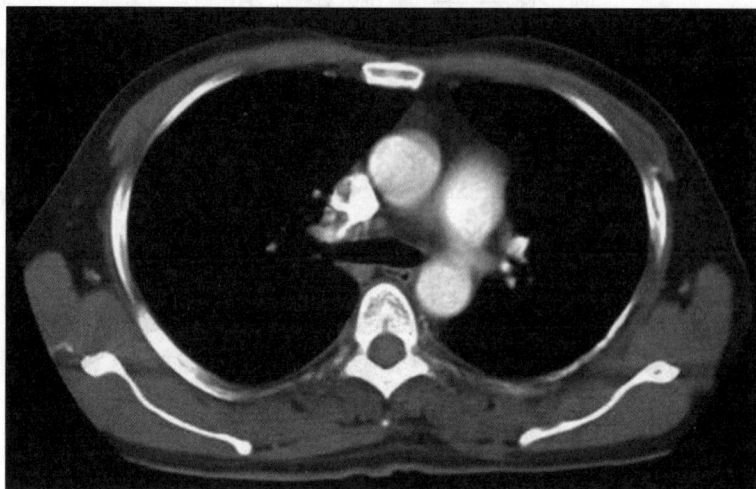

图 3-1-4　经气管杈的横断层面（CT 图像纵隔窗）
在上图标记出：升主动脉、上腔静脉、左肺动脉、气管和食管

3. 填图 3

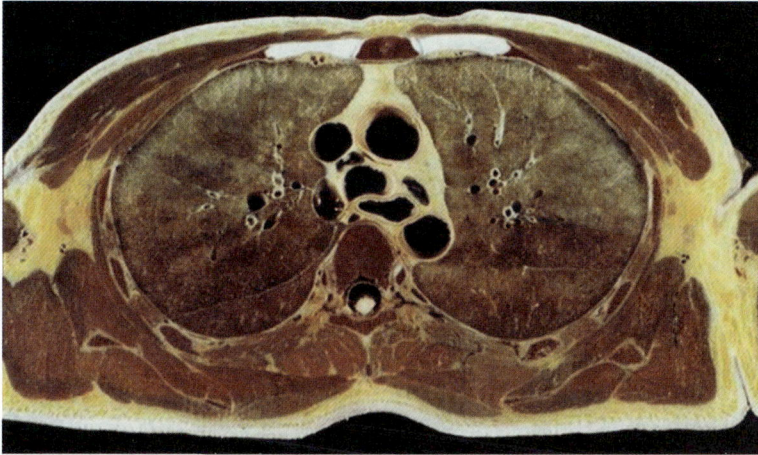

图 3-1-5　经主肺动脉窗的横断层面（实物图）

在上图标记出：胸主动脉、上腔静脉、奇静脉、主动脉肺淋巴结（5 区）和右下气管旁淋巴结(4R)

4. 填图 4

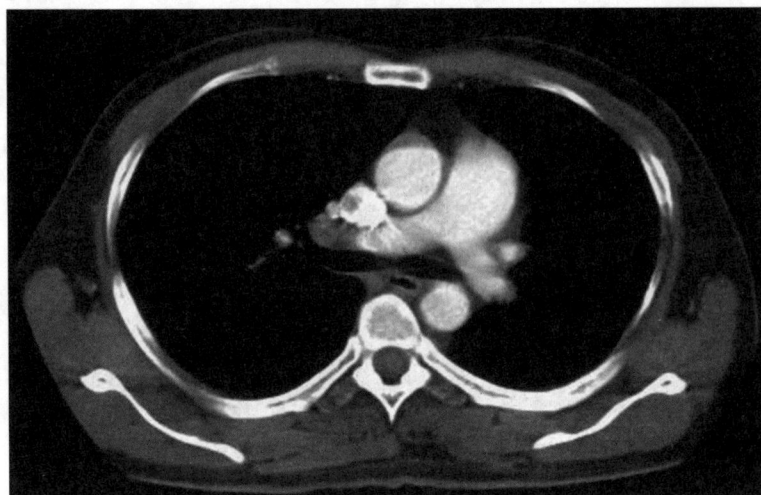

图3-1-6　经肺动脉权的横断层面（CT 图像纵隔窗）
在上图标记出：升主动脉、上腔静脉、肺动脉干、右肺上叶支气管和食管

第三章　胸　部

二、肺与胸膜的断层和影像解剖

实验内容：_____

姓名：_____学号：_____得分：_____

1. 填图 1

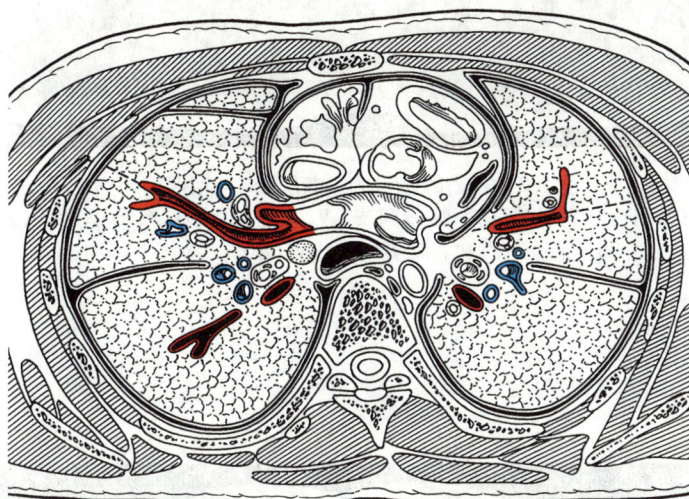

图 3-2-3　经主动脉窦的横断层面

在上图标记出：右肺外侧段静脉（V_4）、右肺中叶内侧段（SV）、右肺下叶内侧底段支气管（BⅦ）、左肺下叶上段静脉（V_6）和左肺上叶上舌段（SⅣ）

2. 填图 2

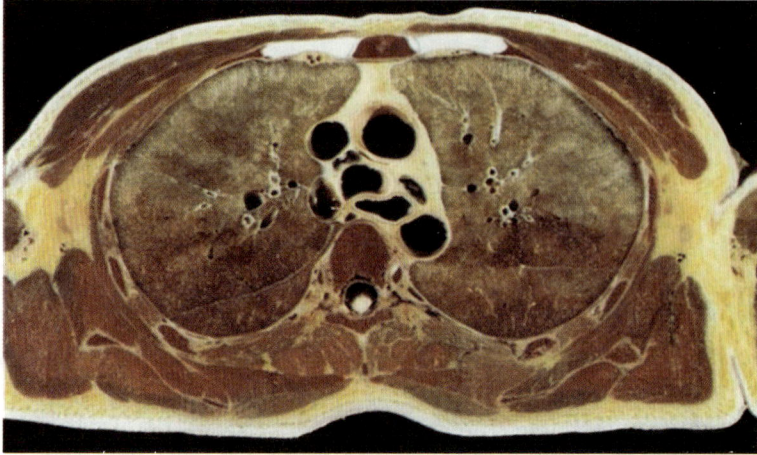

图3-2-4　奇静脉弓的横断层面（实物图）

在上图标记出：右肺后段静脉段间支（V_2）、右肺斜裂、右肺上叶前段（S Ⅲ）、左肺下叶上段（S Ⅵ）和右肺尖段支气管（B Ⅰ）

3. 填图 3

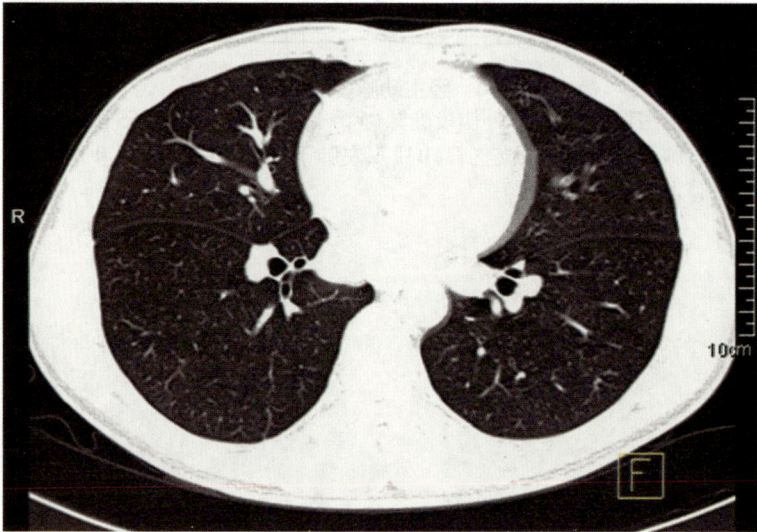

图3-2-5　经左右下肺静脉的横断层面（CT 图像肺窗）

在上图标记出：右肺内侧（S Ⅴ）、左肺斜裂、左肺下舌段（S Ⅴ）、左肺下叶内前底段支气管（B Ⅶ+B Ⅷ）和右肺下叶内侧底段支气管（B Ⅶ）

第四章　腹　　部

一、肝及上腹部横断层和影像解剖

实验内容：＿＿＿＿＿＿＿＿＿＿＿＿＿＿＿＿＿＿＿＿＿＿

姓名：＿＿＿＿＿＿　学号：＿＿＿＿＿＿＿＿＿　得分：＿＿＿＿＿

1. 填图

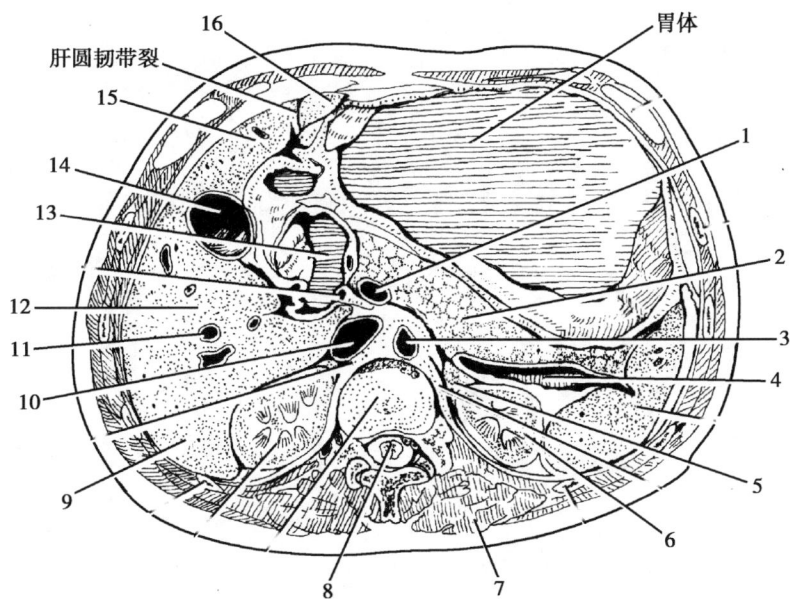

图 4-1-3　经第 12 胸椎和第 1 腰椎椎间盘的横断层

2. 绘图： Couinaud 肝段划分法

第四章　腹　　部

二、胰、肾、脾和腹膜后隙断层和影像解剖

实验内容：_____

姓名：_____　学号：_____　得分：_____

1. 填图

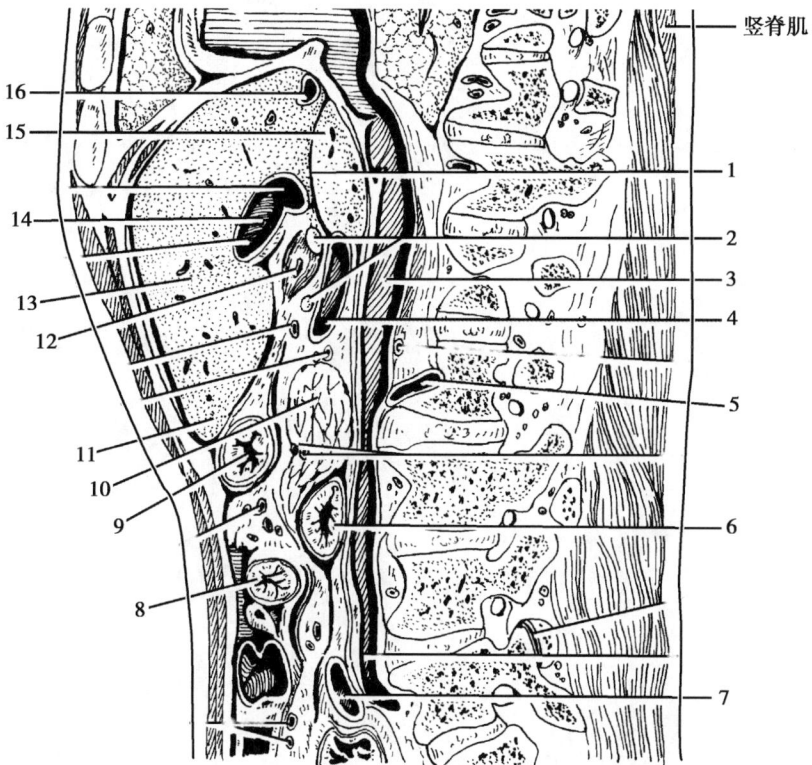

图 4-2-2　经下腔静脉和门静脉左支矢状部的矢状断层

2. 绘图: 肾动脉的分支及肾段

第五章 盆部及会阴

一、男性盆部及会阴横断层和影像解剖

实验内容:_____

姓名:_____ 学号:_____ 得分:_____

1. 填图

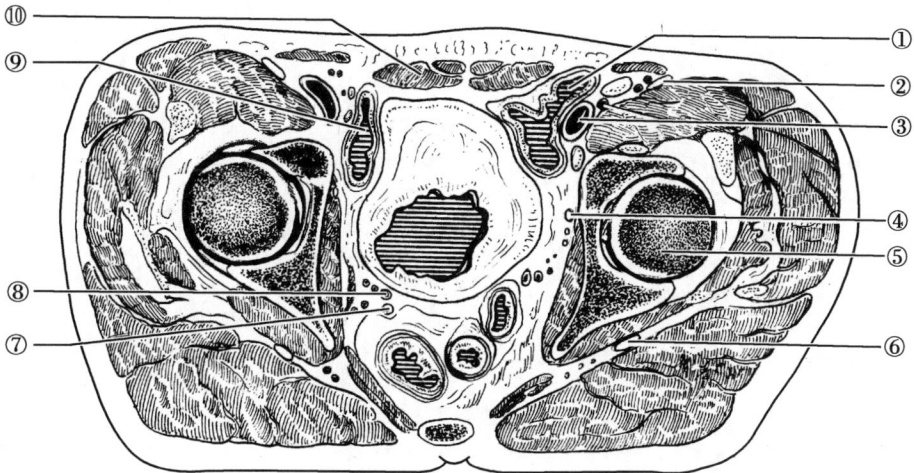

图 5-1-4 男性盆部平第 2 尾椎横断层面

2. 绘图：请绘图显示男性盆部与会阴的正中矢状断面的主要结构

第五章 盆部及会阴

二、女性盆部及会阴横断层和影像解剖

实验内容：_____

姓名：_____ 学号：_____ 得分：_____

1. 填图

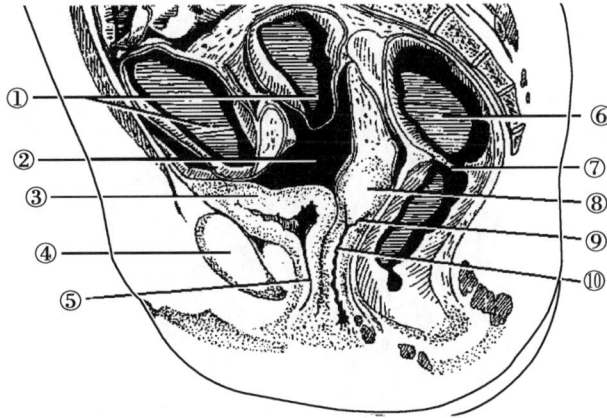

图 5-2-4 女性盆部与会阴的正中矢状断面

2. 绘图： 请绘图显示女性盆部经髋关节上份横断面的主要结构

第六章 四 肢

一、上肢的断层和影像解剖

实验内容:＿＿＿＿＿＿＿＿＿＿＿＿＿＿＿＿＿＿＿＿＿

姓名:＿＿＿＿＿＿ 学号:＿＿＿＿＿＿＿＿＿＿ 得分:＿＿＿＿＿

1. 填图

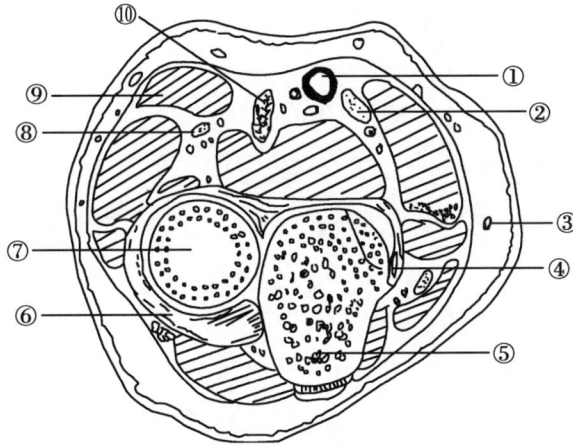

图 6-1-6 经桡尺近侧关节的横断层面

2. 绘图：请绘图显示肩关节上份横断层面的主要结构

第六章 四 肢

二、下肢的断层和影像解剖

实验内容: _____

姓名: _____ 学号: _____ 得分: _____

1. 填图

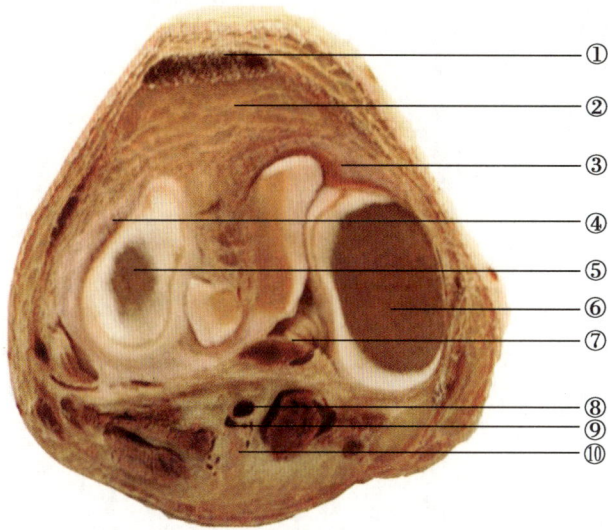

①
②
③
④
⑤
⑥
⑦
⑧
⑨
⑩

图 6-2-9 膝关节（经半月板）的横断层面

2. 绘图: 请绘图显示髋关节的冠状断层的主要结构

第七章 脊 柱 区

实验内容:_____

姓名:_____ 学号:_____ 得分:_____

1. 填图

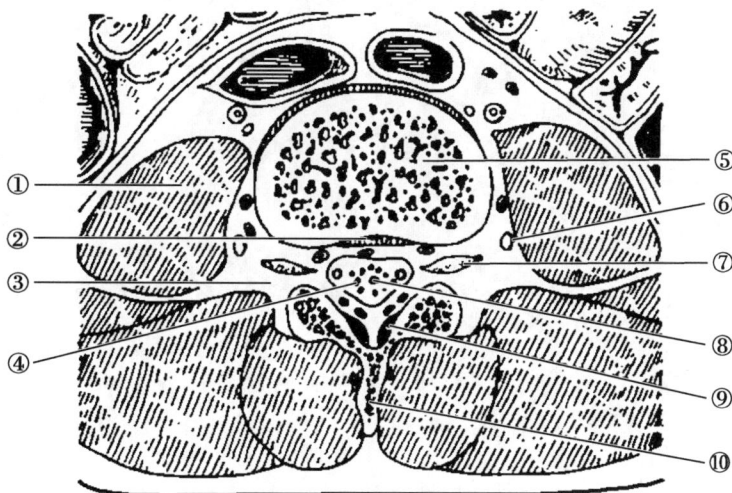

图 7-1-11　经腰椎椎体的横断面

2. 绘图：请绘出经寰枢关节横断面的主要结构。